Edeltraud Haischberger

# WAS DIR DEIN KÖRPER SAGT

Entdecken Sie mehr mit der

**FREYA-BÜCHER-APP!**

Bilder mit diesem Symbol scannen

## INTERAKTIVES LESEVERGNÜGEN MIT DER FREYA-BÜCHER-APP!

**Ab sofort können Sie unsere Bücher mit der kostenlosen App interaktiv entdecken. Videos, Zusatzinhalte und mehr Informationen aus den Freya Büchern steigern Ihr Lesevergnügen und bieten Ihnen faszinierende Einblicke.**

**So einfach geht's:**

1. Laden Sie die kostenlose Freya-Bücher-App im Google Play Store oder im Apple App Store auf Ihr Smartphone oder Ihr Tablet.
2. Wählen Sie Ihr Buch aus der Liste in der Freya-Bücher-App aus und drücken Sie auf *Bild scannen*. Automatisch wird Ihre Kamera aktiviert.
3. Halten Sie Ihr Smartphone oder Ihr Tablet jeweils über die Bilder in Ihrem Buch, die mit einem kleinen Handysymbol versehen sind.
4. Dann öffnen sich die zusätzlichen interaktiven Elemente von selbst. Schon haben Sie Zugang zu weiteren Informationen und Videos aus dem Buch.

**Hinweise:**

*Sollten die Bilder von der App nicht erkannt werden, stellen Sie bitte sicher, dass das Buch ausreichend beleuchtet ist, und verringern Sie gegebenenfalls den Abstand zur Kamera. Ihr elektronisches Gerät muss mit dem Internet verbunden sein.*

Freya Verlag –
unabhängig, familiengeführt, subventionsfrei, werteorientiert, grundsatztreu

Seit über 30 Jahren veröffentlichen wir Bücher, die unseren Überzeugungen entsprechen und ausschließlich einen positiven Beitrag für Mensch, Tier und Umwelt leisten.

Werden Sie Teil unserer Verlagsfamilie – wir wünschen Ihnen viel Freude mit diesem Buch.

www.freya.at

ISBN 978-3-99025-497-4

3. Auflage

Layout: freya_art, Regina Raml-Moldovan
Lektorat: Dorothea Forster

printed by GPS-Group

Fotos: © Adobe Stock Cover: Tartila // Kern: nonisakuhana S.6 / flas100 (Farbhintergrund Figuren)

FSC MIX Papier | Fördert gute Waldnutzung FSC® C118234 www.fsc.org

READ GLOBAL BUY LOCAL

Edeltraud Haischberger

# WAS DIR DEIN KÖRPER SAGT

freya

# Inhalt

# Inhalt

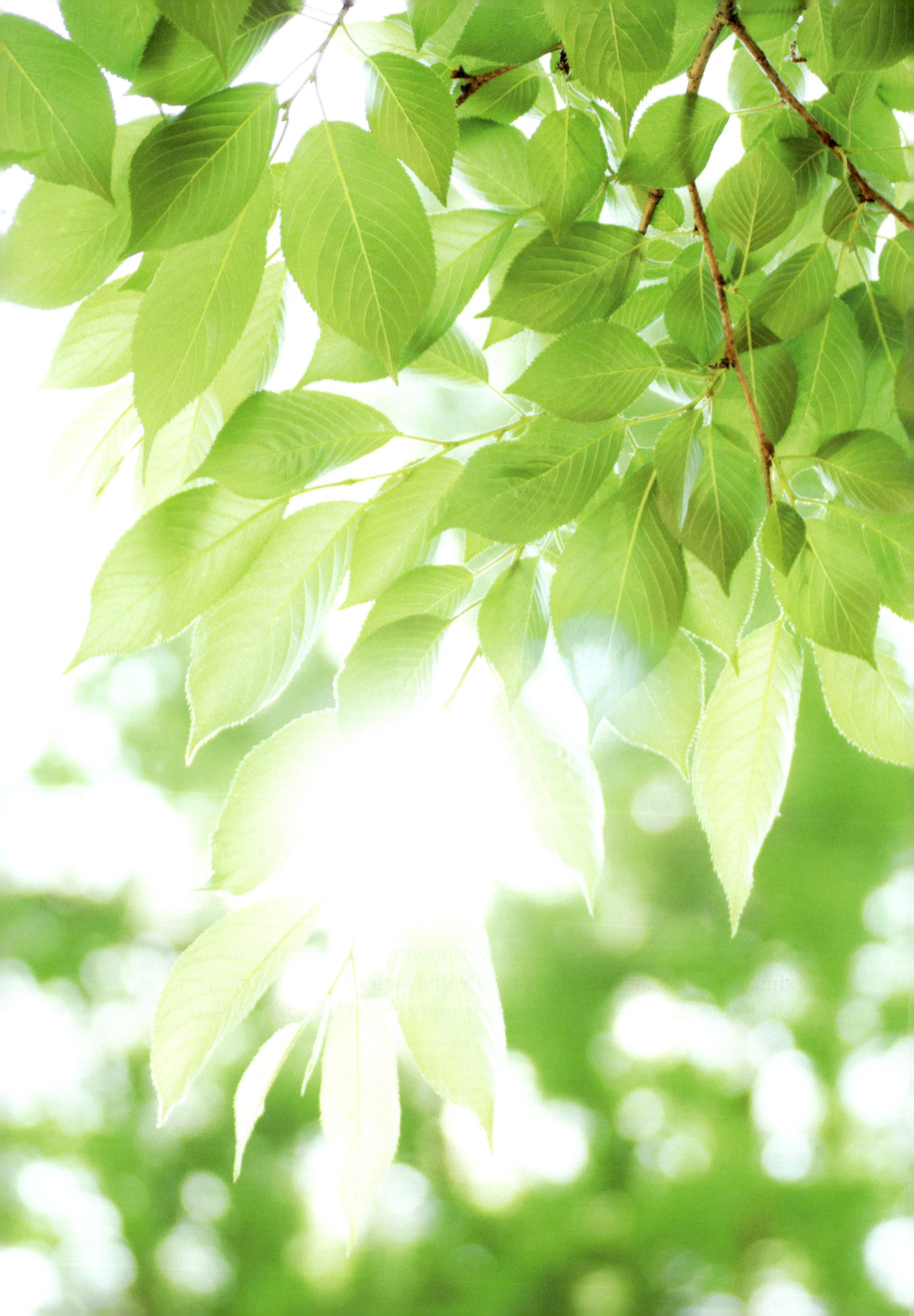

# Vorwort

Es ist der Autorin gelungen, den Prozess der Selbstheilung mit Natur und Geistheilung für den Verstand sichtbar zu machen. So enthält dieses Buch nicht nur eine qualifizierte Anleitung für den Prozess des Heilens, sondern entlarvt noch dazu unbequeme Wahrheiten über menschliches Verhalten, welches Gesundheit verhindert. Damit vermittelt dieses Buch Hoffnung durch Übernehmen von Eigenverantwortung und positive Lebensimpulse durch Vertrauen und Verantwortung.

Gleichzeitig geht die Autorin vertiefend auf die Bedeutung und den Begriff des Bewusstseins ein und erinnert uns, dass unser Denken und Fühlen eine große Verantwortung in sich tragen und so unser Wohlergehen bedingen oder befruchten. In anschaulicher Klarheit beschreibt Edeltraud Haischberger erfolgreiche Methoden der Geistheilung und bietet durch Selbsterkenntnis und Selbstverwirklichung Wege in ein befriedetes Leben. In gekonnter Klarheit beschreibt sie erfolgreiche Methoden der Heilung und stellt die üblichen Hindernisse und Hürden vor, die tatsächlich oder scheinbar Heilung verhindern.

In vielen Fallbeispielen erklärt sie eindrucksvoll, welche Bedeutung den Zusammenhängen von Körper und Seele zukommt. Es wird deutlich dargestellt, dass der Heilungssuchende aufgefordert wird, seine Einstellung zu seinen Themen zu erkennen und zu ändern und durch neue Gedanken zu ersetzen.

Aus den Beschreibungen geht eindrucksvoll hervor, dass Selbsterkenntnis und die daraus entstehende Selbstverantwortung ein sich lohnender Weg sind. Das Buch dient als Lebenshilfe und verleitet zum Mitmachen, was wiederum der eigenen Gesundheit und der Selbstverwirklichung zugutekommt.

*Horst Krohne*

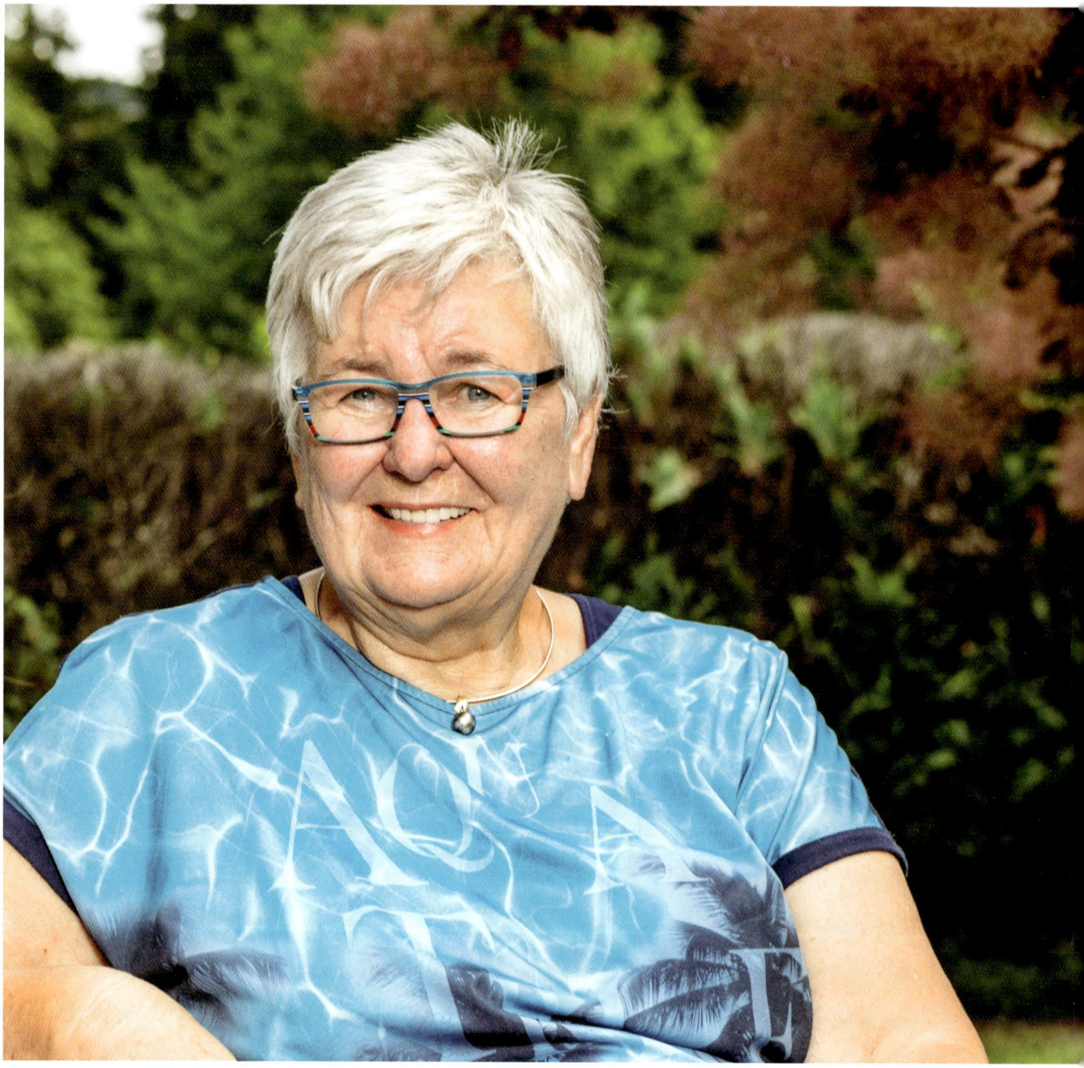

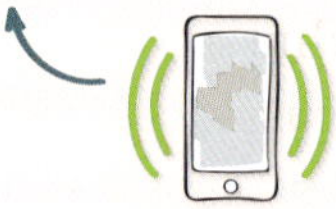

*Video:*
*Einleitende Worte*

# Meine Geschichte – Warum dieses Buch entsteht

1990 wurde ich vom Schicksal so richtig durchgerüttelt, aber auch wach geküsst. Dieses Buch ist eine Folge von Jahren des Lernens und der Neuorientierung. In besagtem Jahr wurde mir die Diagnose Eileiterkrebs im Endstadium präsentiert. Eine Diagnose, die aus heiterem Himmel kam und mich wie ein Blitz traf. Ich, die positivste Frau aller Zeiten, hatte also Krebs. Ich, die gestandene Geschäftsfrau. Damals hatten wir ein Modehaus in Weyer/Enns mit fünf Mitarbeiterinnen. Wir arbeiteten rund um die Uhr. Ich an der *Front* im Verkauf und administrativ. Mein Mann war berufstätig und nach der Arbeit machte er die ziemlich umfangreiche Buchhaltung fürs Geschäft. Wir hatten Erfolg und niemand dachte an Krankheit.

Und dann diese Diagnose. Das konnte doch nicht sein! Also war Verdrängung das Motto der ersten Stunde. Und Scham. Wie konnte *mir* das nur passieren? Da musste etwas total falsch gelaufen sein. Doch schon damals wusste ich zu meinem Glück, was positives Denken ist. Ich kannte dieses Werkzeug bereits, das ich nun gut gebrauchen konnte. Glücklicherweise hatte ich damals schon Bücher von Joseph Murphy (Die Macht des Unterbewusstseins) und Dale Carnegie (Sorge dich nicht, lebe!) gelesen.

Wie gesagt, erstens schämte ich mich, dass mir so etwas passiert war, und dann war noch ein großer Trotz in mir. In diesem meinem Trotz dachte ich: Jetzt bin ich aber neugierig, ob das stimmt, was dieser Murphy über die Gedankenkraft sagt.

Zu der Zeit wusste ich viele Dinge über Gesundheit und Krankheit noch nicht, die mir heute klar sind. Doch die erwähnten Bücher hatten mich ausreichend sensibilisiert, sodass mir bewusst war, dass die Krankheit einzig und alleine mit mir zu tun hatte. Es war so, als hätte mir der liebe Gott einen Weg gezeigt, wie ich aus dem Schlamassel herauskomme, und es war mir, als hätte er noch allerhand mit mir vor.

Noch im Krankenhaus beschloss ich, dass niemand erfahren sollte, wie es wirklich um mich stand. Eine Gebärmutter-Operation haben ja viele und vom Krebs musste ja keiner erfahren. Ich wollte keine Mitleidsbekundungen meiner Mitarbeiter oder der Kunden. Eine starke Verbündete im Krankenhaus war Stationsschwester Inge, die immer für mich da war. Heute nochmal ein herzliches Dankeschön dafür!

1990 gab es offiziell noch keinerlei Alternativen zur Schulmedizin. Schwester Inge steckte mir ein Büchlein über eine gewisse Breuß-Kur zu, die angeblich auch bei Krebs helfen sollte.

Die Kur bedeutete: 40 Tage nichts essen, außer Zwiebelsuppe ohne Zwiebel, Tees und Säfte. Die Chemotherapie wollte ich auf keinen Fall über mich ergehen lassen, was mein Hausarzt als Vogel-Strauß-Politik abtat. Ich wusste instinktiv, ich konnte das nur mit mir selbst regeln, ich hatte mir das selbst eingebrockt. Ich weiß nicht, wie das kam, aber diese Gedanken waren da. Also musste ich mein Problem auch selbst lösen. Die 40-Tage-Diät wurde mein Begleiter, ebenso die langen Spaziergänge im Wald, wo ich ständig mit mir selbst sprach. Irgendwie war mir klar, ich durfte mich auf keinen Fall mit der Krankheit beschäftigen. Deshalb schuf ich mir ein Bild, auf dem meine beiden Mädels (Töchter) auf einer Blumenwiese liefen und ich lief in bester Gesundheit mit ihnen. Immer und immer wieder holte ich mir dieses Bild vor Augen und immer wieder dachte ich die Gedanken, die ich in Murphys Buch gelesen habe:

*Ich bin vollkommen gesund, ich schaffe das!*
*Das Leben ist leicht und voller Freude!*

Es gibt unzählige Affirmationen, die uns helfen können. Mir retteten sie damals wirklich das Leben. Das Wichtigste ist, dass man sie nicht bloß denkt oder aufsagt, sondern viel Gefühl hineinlegt. Ich lief mit meinen Mädels in Gedanken über die Wiese und ich steckte mein Herzblut in dieses Gefühl. Ich dachte: Mei, geht es mir gut, ich kann gesund über diese Wiese laufen, danke, danke, danke, lieber Gott, dass ich das geschafft habe.

Und tatsächlich, das Wunder geschah. Nach 30 Tagen hatte ich eine Computertomografie und die Metastasen waren verschwunden! Ich hatte das ohne medizinische Therapie geschafft. Sieben Jahre später war ich bei einem Gynäkologen, der sich meinen alten Befund besah, er meinte, dass man einen Krebs mit so einem Befund nicht überleben kann. Ich antwortete ihm: „Doch! Das war vor sieben Jahren und ich lebe!" Das ließ er nicht gelten und meinte: „Freuen Sie sich nicht zu früh, das ist noch nicht gegessen." Seither war ich nie mehr bei einem Gynäkologen.

Ich war also geheilt, aber das war nicht das Ende der Geschichte, denn instinktiv wusste ich, dass das nur die medizinische Seite gewesen war, es war aber wichtig, den Hintergrund der Krankheit zu finden. Ich musste das *Warum* erforschen. Warum war mir das passiert?

Zunächst sanierte ich meinen Bettplatz, der mir vermutlich auch übel mitgespielt hatte. Ich ließ einen Wünschelrutengeher kommen, der bestätigte mir, dass das Bett auf einem falschen Platz stand. Das war ein Puzzlestein auf meinem Gesundheitsweg, ich wusste aber, dass es noch mehr zu ändern gab, viel mehr. Positiv zu denken war nicht genug. Positiv denken ist oft so, als würde man eine rosarote Brille aufsetzen und warten, dass sich alles von selbst regelt. So funktioniert das Leben nicht, das war mir klar. Aber wie der neue Weg sein könnte, wusste ich noch nicht. Als Soforthilfe war wieder einmal Sayed Kadir im Einsatz, er ist geboren in Afghanistan, stammt aus einer großen Heilerfamilie und ist selbst auch ein wunderbarer Heiler und zum Glück unser Freund. Er half sofort mit Heilbehandlung und Massagen. Herzlichen Dank an Sayed, er war mir eine große Stütze. Ich konnte so viel von ihm lernen.

1992 las mein Mann von einem Reiki-Kurs in Linz. Ein Kurs, in dem man angeblich Handauflegen lernen konnte. Sehr obskur, dachte ich, aber ich war auf der Suche nach Dingen, die mich weiterbringen könnten. Dieses Seminar wurde für mich ein Meilenstein, ich lernte in die Selbstverantwortung zu gehen. Praktisch veranlagt, wie ich nun einmal war, nahm ich die beiden Reikimeister Peter und Ursula Schocher, mit nach Hause und organisierte jede Menge Seminare mit den beiden. Ich bin ihnen heute noch sehr dankbar. Sie haben mir einen wunderbaren Weg aufgezeigt. Ich lernte mich selber besser kennen und Achtsamkeit kam in mein Leben. Die beiden gaben den Anstoß für meinen neuen Beruf als Organisatorin von Seminaren. 1992 und 1993 lernte ich bei Kurt Tepperwein, *dem* Lebenslehrer der 80er- und 90er-Jahre. Er bestätigte und bestärkte meine Gedankenwelt, es waren herrliche Erlebnisse in der Schweiz. Dort lernte ich Monica und Bruno Rigoni kennen, sie wurden die nächsten Referenten meiner Seminare. Ich war bei jedem Seminar, das ich organisierte, vom Anfang bis zum Schluss dabei und lernte dabei unglaublich viel. Danke an euch beide, ihr habt mein Leben sehr bereichert!

Im Jänner 1994 trat auf Lanzarote Horst Krohne in mein Leben. Er wurde zum Lehrer meines Lebens. Unzählige Menschen durchliefen in unzähligen Seminaren die hoch spannende und fundierte Ausbildung *Schule der Geistheilung* von und mit Horst Krohne. Diese Zeit war und ist das Fundament meiner Arbeit.

Nina Mazlin und Elisabeth Arndt haben die Sensibilität und Medialität in uns allen geweckt. Besonders Nina Mazlin hat mit ihren neuen vielen hilfreichen Übungen das Leben vieler Menschen in eine positive Richtung geführt.

Natürlich kam im Laufe der Zeit noch viel an naturheilkundlichem Wissen hinzu; das Lernen wird vermutlich nie aufhören.

Seit diesen Jahren hat mich die Leidenschaft, genauer hinter die Dinge zu blicken, welche Gesundheit und Krankheit beeinflussen, gepackt und bis heute nicht mehr losgelassen. Mit diesem Buch möchte ich meine Erfahrungen und mein Wissen an euch weitergeben.

# Unsere Praxis – Wie wir arbeiten

***Bevor ich euch, liebe Leserinnen und Leser, in die spannenden Geschichten unserer Praxis entführe, möchte ich uns und unsere Praxis ein bisschen näher vorstellen.***

Ich befasse mich seit 1992 mit alternativen Heilmethoden und vor allem mit zwei brennenden Fragen:

- Was steckt hinter den diversen körperlichen Symptomen?
- Wie kann ich mir am besten selbst helfen?

Der Grund für dieses starke Interesse an alternativen Heilmethoden liegt in meiner persönlichen Geschichte, die ihr hier im Buch nachlesen könnt. Jedenfalls wusste ich nach meiner damaligen Erkrankung, dass ich mich in dieser Richtung weiterbilden muss. Dieses Interesse ließ bis heute nicht nach. Nach jahrelangem Lernen biete ich schon seit geraumer Zeit selbst Seminare an. Ich bin bei meiner Freundin und Kollegin Gabi Retsch in einer kleinen Praxis im wunderschönen Bad Goisern eingemietet. Gabi unterstützt mich tatkräftig, auch sie hat all diese Ausbildungen gemacht und hat lange Jahre bei mir assistiert.

Unser Wirken hat nichts mit Schulmedizin zu tun. Unser Wunsch wäre es jedoch, noch viel enger mit offen eingestellten Ärztinnen und Ärzten zusammenzuarbeiten. Es gibt schon sehr gute Verknüpfungen, speziell auch mit Apotheken und Ärzten, die sich viel mit Naturheilkunde beschäftigen. Das freut uns sehr.

Für viele unserer Klienten ist unsere Praxis eine Art Rettungsboje auf offenem, stürmischem Meer. Sie haben alle Stationen der Schulmedizin durchlaufen, ohne durchschlagenden Erfolg, und gelten oft als austherapiert. Die Ärzte haben sie also aufgegeben. Wir würden uns wünschen, dass diese Menschen viel früher zu uns kämen, um in einem früheren Krankheitsstadium helfend eingreifen zu können. Man sollte nicht bis zur letzten Sekunde warten, um Gutes für sich zu tun.

## • Was dich in unserer Praxis erwartet •

Horst Krohne, mein größter Lehrer, hat uns Schülern einen großen Werkzeugkasten zur Verfügung gestellt. Er ist der Handwerker unter den Heilern. Was aber nicht heißt, dass er nicht hellsichtig wäre und weitere Qualitäten hätte. Er sagt, dass jeder viel für sein Leben und das von anderen tun kann. Sein Hauptaugenmerk liegt darauf, die Energie im Körper zu messen, und zwar mit einer Einhandrute, die mit der Schwingung von einem Hertz (Hz) arbeitet. Der Unterschied zu einem Pendel ist, dass die Einhandrute *nicht* gefragt wird. Bei einem Pendel muss man ein *Ja* und ein *Nein* erfragen, unsere Einhandrute reagiert auf die Nervenspannung. Die Einhandrute arbeitet in der Energie des Menschen. Das heißt, man stellt eine Verbindung zu den Testobjekten her, zum Beispiel zu Nahrungsmitteln, Kosmetika oder Nahrungsergänzungsmitteln. Im Grunde lässt sich jeder Gegenstand testen, indem man die Hand zum Objekt hinhält, woraufhin die Nerven reagieren und angezeigt wird, ob es mein Körper annimmt oder eben nicht. Eine sehr spannende Geschichte.

Video:
Testen mit
Einhandru

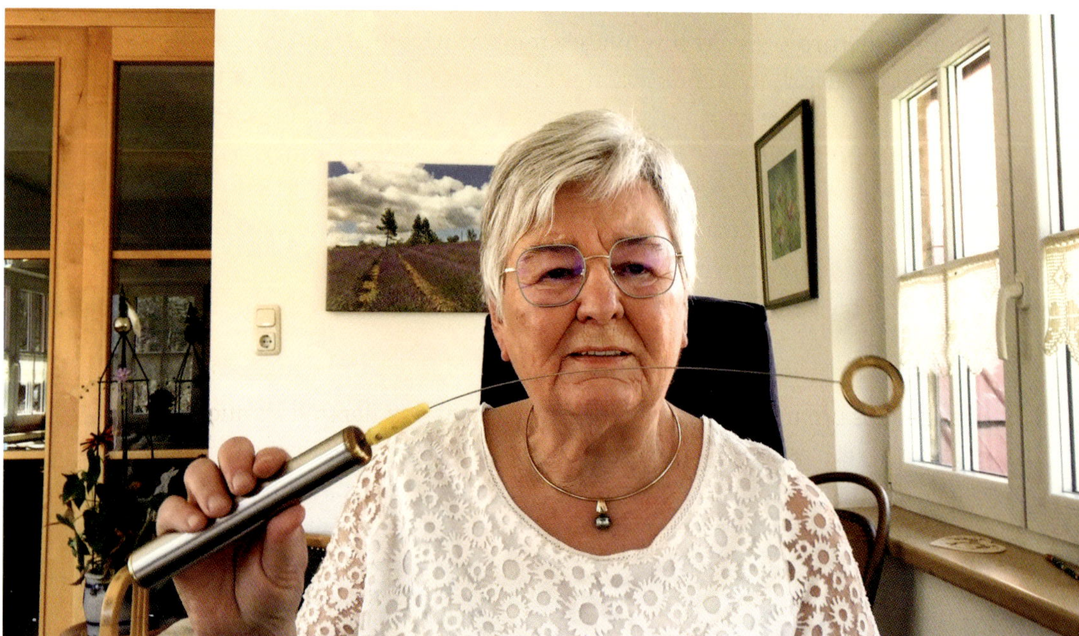

**Wir gehen mit unseren Klienten immer auch diese vier Fragen durch:**

Frage eins:
Bettest du dich richtig?

Dieser Punkt umfasst ein breites Spektrum. Ich glaube, jeder von euch hat schon einmal etwas über Wasseradern und Störzonen gehört. Aber darauf beschränken wir uns nicht. Unter *Bettest du dich richtig* fällt auch, ob man sich in seinem Schlafzimmer wohlfühlt. Gibt es ein Bett, wo ich mich wirklich auf das Schlafengehen freue? Wie schaut es mit der Beleuchtung aus? Stehen vielleicht die Kästen mit Marmeladengläsern voll oder sind sie sonstwie überladen? Ein schönes gemütliches Schlafzimmer sollte einen großen Wohlfühlmodus haben.

Frage zwei:
„Denkst du die richtigen Gedanken?"

Wir ernähren uns nicht nur mittels Essen, sondern auch mit unseren Gedanken. Worum sich unsere Gedanken ständig drehen, bestimmt unser Wohlergehen entscheidend. Wenn ich in der Praxis meine Klienten fragen würde: „Ernährst du dich mit negativen Gedanken?" würde jeder sagen: „Nein, ich denke doch nicht negativ!" Aber wenn ich frage: „Machst du dir Sorgen?" oder „Hast du Kummer?", da wird eifrig genickt. Viele glauben: Sorgen darf man sich machen, negativ denken ist nicht erlaubt! Aber Sorgen und Kummer ernähren uns denkbar schlecht! Wir wissen, wie wichtig unsere Gedanken sind, wir selbst sind es, die unsere Gedanken steuern.

Frage drei:
Hast du Probleme mit dem sozialen Umfeld oder mit Umweltgiften?

Hier geht es um unsere Umwelt, sowohl im sozialen Bereich als auch um Umweltgifte. Das sind große Brocken, ich weiß! Beide Bereiche sind immens wichtig. Es gibt sehr viele Menschen, die haben große Probleme mit dem sozialen Umfeld, etwa mit den Schwiegereltern, die nebenan wohnen, mit dem Chef, mit Nachbarn usw. Wir sehen uns diese Beziehungen an und suchen nach Lösungen. Wenn wir die Umweltgifte betrachten, zeigt sich oft, dass Amalgam in den Zähnen und andere Gifte für viele Menschen ein Problem sind. Bei circa 30 Prozent der Klienten bereiten sie undefinierbare Beschwerden, die offenbar durch Schwermetalle verursacht werden. Wir können das messen und durch Ausleitung gut helfen.

Frage vier:
**Glaubst du, dass du noch einmal gesund wirst, und glaubst du, dass es eine höhere Macht gibt, die dich unterstützt?**

Das ist eine heikle Frage, das gebe ich zu. Hier geht es um unseren Glauben an unsere Gesundheit. Diese Frage ist sehr wichtig bei Schwerkranken. Bei dieser Frage ist nicht die Religiosität gemeint, sondern einfach der persönliche Glaube, egal wie man ihn nennt.

Hier möchte ich erklären, wie ich das Wort *Gott* verstehe. Ich werde das Wort im Buch öfter verwenden, weil es für mich für eine höhere Macht steht und das Wort bei uns gebräuchlich ist. Es ist aber nicht an einen bestimmten Glauben gebunden. Wir raten unseren Klienten häufig, die Sorgen und den Kummer in Gottes Hände zu legen. Viele Menschen können mit den Bezeichnungen Universum oder Höhere Instanz nicht viel anfangen. Etwas in Gottes Hände zu legen, ist aber vielen vertraut. Das kennt man aus der Kirche und das gefällt den meisten. Auch wenn wir es nicht mit dem kirchlichen Glauben verbinden, hilft es, wenn man Sorgen und Kummer jemandem anvertrauen kann. Ich bringe von Fall zu Fall auch die Schutzengel ins Spiel, sie sind wunderbare Helfer für Kinder und besorgte Mütter, eigentlich für uns alle. Wer gläubig ist, mag es annehmen, alle anderen mögen an das glauben, das ihnen vertraut ist.

Es kommen natürlich auch Menschen in unsere Praxis, die zwar Hilfe suchen, aber diesen alternativen Methoden gegenüber skeptisch sind. Unsere Hilfe kann immer nur ein Schubser in Richtung Selbsthilfe sein. Wir können unterstützend wirken, aber niemals heilen.

Skeptikern nehme ich den Wind meist mit folgender Geschichte aus den Segeln: Japanische Forscher haben herausgefunden, dass wir 70 Prozent unserer Energie durch Essen und Bewegung selbst zuführen oder herstellen. Woher die restlichen 30 Prozent stammen, ist nicht bekannt. Die Forscher waren erstaunt, als sie bemerkten, dass diese 30 Prozent eine einpolige Energie darstellen, mit der permanent unsere Wirbelsäule versorgt wird. Einpolige Energie entstammt nicht unserer Welt. Wir leben in der Polarität, in der alles zwei Seiten hat. Wir wüssten nicht, was weiß ist, gäbe es kein Schwarz. Wir wüssten nicht, was heiß ist, hätten wir nicht den kalten Gegenpol. Diese Energie, die unsere Wirbelsäule in drehenden Bewegungen durchströmt, sagen Hellsichtige, ist einpolig. Also muss es etwas Größeres geben, egal, wie man es nennt (Horst Krohne).

Diese Dinge kann man im Internet nachlesen, es gibt schon sehr viele Forschungen in dieser Richtung. So etwa *https://de.wikipedia.org/wiki/Photon*.

Ein Weg unsere Gesundheit zu unterstützen ist, ätherische Öle und hervorragende pflanzliche Essenzen zu verwenden. Dabei ist es wichtig, nur die beste Qualität zu nehmen. Wie erkennt man, ob man ein hochqualitatives ätherisches Öl hat? Uns sind dabei folgende Informationen wichtig:

- Hat der Samen einen natürlichen Ursprung?
- Wie wird die Pflanze kultiviert? Liebevoll und nur mit natürlichem Dünger?
- Wird zum besten Zeitpunkt geerntet?
- Wird schonend, d. h. mit geringstmöglicher Hitze und Druck destilliert?
- Wie lange wird destilliert (Zypresse braucht z. B. 24 Stunden Destillation, um alle Bestandteile freizusetzen, die meisten kommerziellen Zypressenöle werden etwas länger als 2 Stunden destilliert)
- Gibt es firmeneigene und unabhängige Labore, die Qualitätskontrollen machen?

- Werden die Fläschchen sofort nach der Abfüllung versiegelt?
- Arbeiten die Mitarbeiter unter guten Bedingungen und werden sie fair bezahlt?
- Wird nachhaltig gearbeitet, d. h. wieder aufgeforstet bzw. zum Schutz der Natur manche Pflanzen momentan gar nicht geerntet?

In den Jahren habe ich gelernt, dass uns die Natur in jeder Weise auch gesundheitlich unterstützt, wir sind es, die diese Natur schützen und ehren sollen. Das tun wir, indem wir ursprünglich bleiben und genau aufpassen, wie die Produkte geerntet und verarbeitet werden. Unseren Lieferanten gebührt großer Dank!

# Wie unser Körper tickt

Unser Körper ist ein Geschenk des Lebens, ein Wunderwerk von Kopf bis Fuß. Ich glaube, vielen von uns ist noch nicht bewusst, wie aufopfernd und bewundernswert unser Körper für uns arbeitet und wie sehr er unter unserer Nachlässigkeit leidet. Wir nehmen es als Selbstverständlichkeit hin, dass er reibungslos funktioniert, und sind empört, wenn er es nicht mehr tut. Doch die Leidensfähigkeit des Körpers ist endlich, er ist ein sensibles Instrument, das uns nicht endlos zur Verfügung steht.

**Es ist nicht selbstverständlich:**

- dass wir jeden Finger und jede Zehe mühelos bewegen können
- dass wir unsere Arme in alle Richtungen bewegen können
- dass uns unsere Beine und Füße durch das Leben tragen
- dass unser Herz für uns schlägt, Tag und Nacht, ohne eine einzige Ruhepause
- dass unser komplexes Innenleben einwandfrei funktioniert

Auch ich erkannte erst sehr spät, wie sorglos, ja nachlässig ich mit diesem Wunderwerk umging und es zum Teil leider immer noch tue.

Natürlich müssen wir nicht Körperkult in Reinkultur betreiben. Nein, das meine ich nicht, aber wir sollten uns im Körper wohlfühlen und erkennen, wann wir ihm zu viel zumuten, und auch, wann wir ihn unterfordern. Was ich in den letzten Jahren wirklich lernte: Ich höre auf die zahlreichen Signale, die der Körper sendet. Und diese Botschaften finde ich mehr als spannend. Der Körper erzählt uns Tag und Nacht, was er gerne hätte und was ihn massiv stört.

Ich glaube, jeder von uns erlebte schon, dass er nach einer ausgiebigen Pizza zum Abendessen in der Nacht aufwachte und Magendrücken hatte oder sich einfach überladen fühlte. Kein Wunder, Leber und Gallenblase mussten wegen des späten und schweren Essens in den Nachtstunden Schwerstarbeit leisten. Dieses Signal sollte uns darauf hinweisen, am Abend sparsamer zu essen. Wenn das bloß nicht so schwer wäre!

Wie ganzheitlich unser Körper arbeitet, lässt sich in den verschiedensten Bereichen ablesen. Wie man weiß, kann man etwa am Fuß den Zustand jedes Organs erfahren und auch dort behandeln. Hier gibt es mehrere Behandlungsarten, zum Beispiel Fußreflexzonenmassage, ätherische Öle, Akupressur, Akupunktur, Handauflegen und Bewegung.

Ebenso ist dies in den Handflächen möglich. Ein interessantes Beispiel: Am Zeigefinger lässt sich die Dickdarmenergie erkennen. Hier beginnt der Dickdarmmeridian und zeigt an, ob genug Energie vorhanden ist oder ob er Energie benötigt. So kann man direkt erkennen, ob man ihn stärken sollte.

In den letzten Jahren fielen mir so viele körperliche Zusammenhänge auf, die ich euch hier im Buch näherbringen möchte. Deren Kenntnis kann das Leben erleichtern und vor allem kann man sich selbst dadurch wesentlich besser kennenlernen und viel für sich tun.

Dieses Buch ist kein medizinisches Buch. Hier erfahrt ihr vielmehr die Hintergründe, wie der Körper auf unsere Gefühle reagiert und was er uns mit seinen Schmerzen, Jucken, Ausschlägen, Unbeweglichkeiten, Starrsein, Verspannungen, Verstopfungen, Durchfällen und Entzündungen sagen will.

Im Laufe der Zeit wurde mir klar, dass, wenn der Körper an einer bestimmten Stelle schmerzt oder nicht richtig funktioniert, die Ursache dafür an einer ganz anderen Stelle zu suchen und zu finden ist. So können zum Beispiel Knieschmerzen auf eine Schwäche im Magen oder in der Leber hinweisen.

In diesem Zusammenhang sind unsere Meridiane – unsere Lichtbahnen im Körper – sehr wichtig. Über die Meridiane fließt die Lebensenergie durch den Körper. Diese Lebensenergie versorgt alle Organe, Sinnesorgane und Gewebe mit Energie.

Die Meridiane durchziehen unseren ganzen Körper. In China kennt man zwölf Meridiane, die für gewisse Organe stehen. Sensitive Menschen (wie etwa gute Heilmasseure) spüren diese Bahnen unter der

Haut und merken rasch, wenn an einer bestimmten Stelle ein Energiedefizit herrscht. In der Akupunktur werden gewisse Punkte in den Meridianen mit sehr dünnen Nadeln angeregt, um blockierte Energie wieder in Schwung zu bringen. Spannend ist, dass die Meridiane auch andere, oft weit entfernte Organe mit Energie versorgen. So läuft der Magenmeridian von der zweiten Zehe hoch bis unters Auge. Alle Organe, die an dieser „Schnur" hängen, sind von der Energie dieses Meridians in einer bestimmten Weise abhängig. Im Laufe des Buches werde ich noch mehr dazu berichten.

# Gedanken sind unser höchstes Gut – Warum ich darauf schwöre

Immer wieder werde ich gefragt, seit wann ich mich für positive Gedanken und Geistige Heilweisen interessiere. Das hat zum Glück schon sehr bald begonnen. Meine Begeisterung war kaum zu bremsen, als ich in den 80er-Jahren im Radio Josef *Joki* Kirschner davon sprechen hörte, was mit Gedankenkraft alles möglich sei. Von da an war ich sensibilisiert und suchte ständig nach Büchern, in denen ich das alles nachlesen konnte. Ich fand ein hervorragendes Buch, es hieß „Die Macht des Unterbewusstseins“ von Joseph Murphy. Sehr viele Bücher gab es nicht, aber die, die ich in die Hände bekam, habe ich verschlungen. Das half mir bei meiner Krebserkrankung sehr. Affirmationen mitsamt ihren positiven Aussagen zeigten mir absolut neue Wege. Diese Bücher haben mich die Dinge anders sehen lassen. Die Wirkung, die ich durch die Affirmationen und Visualisierungen am eigenen Körper erleben durfte, waren absolut erstaunlich. Ich erkannte damals: Mein Gott, das wirkt ja wirklich! Diese Wirkung selbst zu erleben, zeigte mir, dass da ganz viel möglich ist. Und so forschte ich immer weiter.

Nach meiner Gesundung war mir klar, dass ich medizinisch zwar geheilt war, aber ich stellte mir die Frage, warum mir das alles passiert war – das musste ich ergründen. Mir war klar, dass mehr hinter dieser Erkrankung stecken musste als der rein medizinische Aspekt. So suchte ich nach Menschen, die in dieser Richtung schon mehr wussten als ich, die mich das lehren konnten, was mir noch fehlte. Meine Bodenständigkeit und meine Vorstellungen führten mich zum Glück immer wieder zu den richtigen Leuten.

Ich besuchte viele Seminare und lernte dadurch Monica und Bruno Rigoni aus der Schweiz kennen, die mir die Seminare von Kurt Tepperwein empfahlen. Schon ein Jahr später, nach der wirklich guten Ausbildung bei Kurt Tepperwein, kam der Durchbruch mit den Kursen bei Horst

Krohne. Er hatte damals schon 25 Jahre geforscht, bevor er sein erstes Seminar gab. Ich war bei den ersten Seminaren dabei und konnte gar nicht fassen, wie gut er die Hintergründe von Krankheiten und Gefühlsstimmungen erklären konnte. Vollkommen verständlich und ohne großes Trara. Man sah, der Mann weiß, wovon er spricht. Ich gewann ihn für meine Seminare und es folgten zwölf herrliche Jahre, bis zu seiner Pensionierung, mit unzähligen Seminaren, bei denen ich als Organisatorin immer anwesend war. Dabei erlebte ich wirklich viele Wunder und jede Menge über Körper, Organe, Meridiane und das Leben im Allgemeinen. Ich erfuhr ein umfassendes Wissen und es wurde mir klar, dass nichts in unserem Leben zufällig geschieht. Es sind immer unser Denken und unsere Einstellung, die zu Gefühlszuständen führen, die uns Probleme machen, und auch in den vielen Einzelsitzungen, die ich mit Horst Krohne erleben durfte, haben wir das immer wieder erfahren.

Horst Krohne ist der Meinung, dass 80 Prozent unserer körperlichen Beschwerden aus dem Unbewussten kommen und nur 20 Prozent von außen, etwa durch Umweltgifte. Natürlich heißt das nicht, dass wir an unseren Leiden selbst schuld sind, dieser Umstand ist uns einfach nicht bewusst, sonst würden wir ja sofort erkennen, ah, da stimmt etwas in meinem Leben nicht, hier könnte ich vielleicht meine Einstellung ändern, hier könnte ich versöhnlicher werden und eigentlich müsste ich nicht alles so tragisch nehmen.

Neben Gedanken und Gefühlen spielen auch weitere Umstände eine Rolle, so hat man mit einem schlechten, verstrahlten Bettplatz denkbar schlechte gesundheitliche Karten. Der sollte auf alle Fälle saniert werden, am besten sucht man sich einen anderen Platz für das Bett. Auch Umweltgifte, die rasant zunehmen, sind ein weiterer Punkt, der auf alle Fälle abgeklärt werden muss.

Gedanken sind unser höchstes Gut – das hört sich vielleicht pathetisch an, aber dazu stehe ich zu hundert Prozent. Wir können uns mit unseren Gedanken unser Leben wesentlich verbessern und verschönern. Gedanken waren während meiner schwierigsten Zeit meine besten Begleiter. An den Gedanken zu arbeiten war mitunter mühsam, aber es veränderte so vieles zum Guten.

Wer nicht an die Macht der Gedanken glauben mag, der möge sich das Beispiel von Clemens Kuby vor Augen führen. Er dachte sich nach einem Sturz aus dem dritten Stock und der dabei erlittenen Querschnittlähmung wieder gesund. (Buch: Unterwegs in die nächste Dimension). Kuby sagt: „Warum weinen wir bei einem Liebesfilm, obwohl wir wissen, dass das ja keine Realität ist? Oder warum fürchten wir uns bei einem Krimi, verlassen sogar den Raum, wenn es zu gruselig ist, obwohl es nur ein Film ist? Weil unser Unterbewusstsein es für *wahr* hält."

Warum nutzen wir diese Möglichkeit, unser Unterbewusstsein so zu programmieren, wie wir es gerne hätten, so wenig? Warum lassen wir unser Unbewusstes schalten und walten, statt es zu beeinflussen? Warum beobachten wir nicht immer wieder, was wir denken? Gefällt mir das, was ich denke, oder sollte ich schleunigst meine Gedanken in eine andere Richtung lenken? Wir denken meist an das, was wir nicht wollen, anstatt unsere Gedanken in eine Richtung zu lenken, wie wir uns unsere Welt wünschen. Die Hawaiianer sagen: *Wenn es dir nicht gefällt, was du denkst, dann denke etwas anderes!* Simpel ja, aber sehr hilfreich!

Woran denken wir, wenn wir krank sind? An die Gesundheit? Wohl kaum. Besser wäre es, wenn wir uns vorstellen würden, wie wir bereits wieder gesund sind, wie wir am See sitzen, mit unseren Kindern spielen. Leider denken 90 Prozent nicht so. Ich machte es damals, als ich erkrankt war, ganz bewusst, immer und immer wieder – zum Glück! Und wie man sieht, es hat gewirkt und ich mache es immer noch so.

**Tipp:**
Immer, wenn du gefragt wirst: „Wie geht es dir?", sage: „Jeden Tag besser!" Speziell wenn du gerade gesundheitlich nicht auf der Höhe bist, solltest du dich daran halten. Dir geht es gut, keine Diskussion. Auch wenn es eine Notlüge ist, deiner Energie tut das gut. Stell dir vor, du sagst: „Mei, gar nicht gut!" Was wird der andere dann weitererzählen? „Stell dir vor, der Rosi geht es gar nicht gut. Die Arme!" Die Energie sinkt in den Keller. Wenn du aber sagst: „Jeden Tag besser!", dann wird auch das weitererzählt. Na, wie fühlt sich das an? Hier zahlt sich eine Notlüge hundertfach aus.

Es sind eben unsere Gedanken, mit denen wir unser Leben tatsächlich steuern können. Deshalb schaue ich schon jahrelang keine Nachrichten im Fernsehen an und lese auch keine schlechten Nachrichten. Das würde mir Energie abziehen und mich schwächen. Warum sollte ich mir das antun? Ich bleibe gedanklich lieber bei mir und meiner Welt, in der ich leben möchte.

Alle diese Erkenntnisse und Einstellungen lernte ich in vielen Seminaren und ich gebe sie voller Freude in meiner Praxis weiter. Deshalb ist auch dieses Buch entstanden. Jeder Interessierte soll Zugang bekommen zu einer positiven Denkweise, er soll Anstöße bekommen, hier und dort vielleicht etwas zu verändern, und dabei viel gesünder und glücklicher werden.

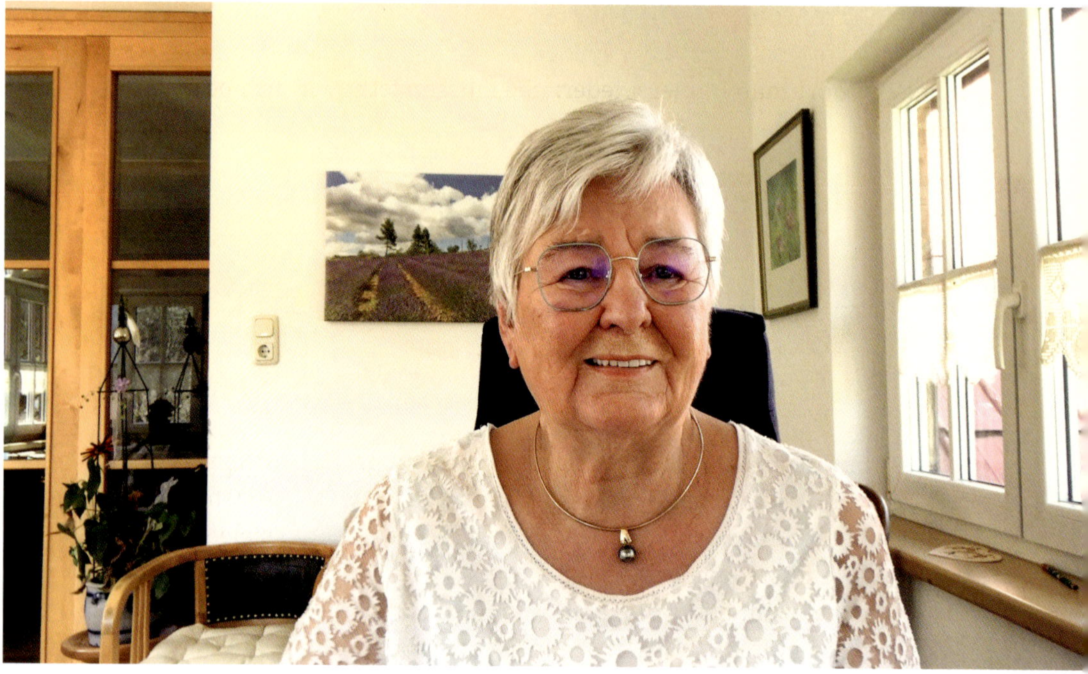

*Video: Positiv denken, wie geht das?*

# Positiv denken, wie geht das?

Positives Denken ist seit einigen Jahren in der breiten Bevölkerung angekommen. Niemand schaut mehr erstaunt, wenn man sich als Positivdenker zu erkennen gibt. Heute spricht jeder davon, sogar in den Krankenhäusern hört man immer wieder: „Sie müssen jetzt wirklich positiv denken!"

Aber bitte, was genau ist positives Denken? Sieht ein positiv Denkender die Welt nur rosarot? Sieht er überall nur das Schöne? Und was bedeutet das, wenn ich zu einem sogenannten Negativ-Denker sage: „Denke doch positiv!" Wie macht man das, positiv zu denken? Und wie soll das jemand schaffen, der die Welt nur schwarz und voller Probleme sieht?

Ein Beispiel:

Astrid kommt in die Praxis und erzählt mir, dass sie große Probleme mit der Familie hat, weil sie immer alles negativ sieht. Sie weiß, sie sieht Gespenster, aber sie kann einfach nicht anders, in ihrem Kopf spielen sich Dramen und Katastrophen ab. Immer befürchtet sie das Schlimmste.

Ihr Mann meint immer: *Dann denke halt einfach positiver!* In diesem Moment verkrampft sich alles in Astrid und sie wird richtig wütend. Sie würde ja gern anders denken, aber wie soll sie das anstellen?

**Schauen wir zuerst, was positives Denken eigentlich ist.**

Als vor etwa 30 Jahren die Welle des positiven Denkens und des Mentaltrainings begann, war ich, wie so viele andere auch, ganz schön euphorisch und dachte mir, ja, das ist klasse, ich denke positiv und mein Leben wird super!

Ich kam schnell dahinter, dass das nicht wirklich stimmt und es auch nicht ungefährlich ist, so blauäugig zu denken. Denn es besteht die Gefahr, dass man sich bloß etwas schönredet, und die Realität eine völlig andere bleibt.

Positiv denken, heißt also nicht, alles in Rosa zu sehen. Es geht vielmehr darum, aus der vorhandenen Realität das Beste zu machen. Wenn etwas schiefläuft oder etwas Unangenehmes geschieht, soll man nicht ins Jammern verfallen, sondern anpacken und zusehen, was man noch retten kann. Man soll danach trachten, wie man das Problem lösen kann, alleine oder mit Hilfe.

*Negatives Denken in eine Denkweise zu verändern, die einem hilft, freudvoller zu werden, ist noch einmal ein ganz anderes Kapitel.*

Es muss dafür ein ganz neues Gefühl entwickelt werden. Wenn jemand in einer Negativspirale ist, kommen ihm gute Gedanken völlig falsch vor. Das kann es doch nicht geben, dass das so leicht ist, geht es einem durch den Kopf. Es wird immer wieder überprüft, ob die positive Möglichkeit stimmen kann. Negativ-Denker sagen oft: *Wenn ich das Schlechteste annehme, werde ich wenigstens nicht enttäuscht.* Für Negativ-Denker ist es äußerst schwer, eine neue Sichtweise zu entwickeln. Ich sehe das immer wieder in der Praxis. Für Negativ-Denker gibt es immer ein *Aber* oder ein *Bei mir geht das nicht!* Affirmationen sind hier meist Gold wert, mit ihnen kann man diesen Gedanken gegensteuern.

Bei vermeintlichen Problemen lohnt es sich, sein Leben genauer zu betrachten: *Ist es wirklich so schrecklich, wie ich es immer sehe? Oder gibt es doch einige Punkte, für die es sich lohnt, dankbar zu sein? Ja, du hast richtig gelesen, es geht um Dankbarkeit.*

Denn hier liegt der Schlüssel. Menschen, die überall nur Katastrophen sehen, erkennen einfach nicht, was gut läuft. Hilfreich ist es, sich einmal alle Punkte aufzuschreiben, wofür man dankbar sein kann. Der Gegenpol dazu ist, immer nur an das vermeintlich Schlechte zu denken. Dann kreisen deine Gedanken lediglich darum, was in deinem Leben schiefläuft. Du denkst daran, dass du kritisiert und kaum gelobt wirst, und kommst zum Schluss, dass du für nichts nutze bist.

Diese Gedankenspirale quält mehr Menschen, als man glauben möchte. Das *Tragische* an der Geschichte ist, dass wir mit negativen Gedanken ganz schön viel anrichten können.

Eine berührende Geschichte hat meine Freundin Gabi erlebt. Ihre Tochter war schwer krank und sie erzählte es sorgenvoll einer Bekannten. Diese reagierte unerwartet. Sie fasste Gabi an den Schultern, fast grob, und schüttelte sie: „Was tust du da? Merkst du nicht, dass du mit deinen Sorgen deiner Tochter mehr schadest, als du ihr hilfst?" Gabi war konsterniert: „Jede Mutter würde sich in dieser Situation Sorgen machen! Das ist doch vollkommen normal." „Ja, normal mag es sein, aber helfen tut es nicht. Schick ihr Kraft und gute Gedanken wie: Du schaffst das! Und stell dir ganz fest das Bild vor, wie du sie gesund in die Arme nimmst!" Das Gespräch hat Gabi ziemlich erschüttert, ihr aber auch die Augen geöffnet. Nachdem der Schock abgeklungen war, hat sie sofort umgeschaltet. Wie sie sagte, war sie durch das Gespräch richtig wach geworden. Gott sei Dank ist alles gut gegangen, die Tochter ist wieder gesund.

Es ist aus vielen Gründen wichtig, dass wir immer wieder unsere Gedanken anschauen, sie beobachten und kontrollieren. Denn nur wenn wir entdecken, dass sie schwer und düster sind, haben wir die Chance, sie zu verändern.

Um Änderung anzustoßen, kommt wieder die Dankbarkeit ins Spiel; und Affirmationen. Affirmationen sind positiv besetzte Sätze, die unsere Gedanken auffrischen sollen. In meiner sehr schweren Zeit der damaligen Erkrankung sprach ich wirklich stundenlang mit mir selbst. Es klingt vielleicht hochtrabend, aber ich glaube, die Affirmationen retteten mir wirklich fast das Leben.

Viele lehnen Affirmationen leider ab und sagen beispielsweise: „Geh, da lüge ich mich doch selbst an!" Gabi fand hier eine gute Erklärung für die *Ungläubigen*: „Eine Affirmation ist wie eine Krücke. Wenn ich mir den Fuß breche, dann nehme ich Krücken. Wenn ich schlecht sehe, nehme ich eine Brille! Das sind alles Krücken. Eine Affirmation ist nichts anderes als eine geistige Krücke!" Diese Erklärung sollte wirklich für alle verständlich sein.

***Die Kraft der Affirmation und die der Dankbarkeit sollten wir auf keinen Fall unterschätzen.***

Sei dankbar, und zwar auf ganz einfache und klare Weise. Bitte mache dir klar, wofür du alles dankbar sein *darfst*.

Ich bin dankbar dafür, dass ...
... ich heute gut geschlafen habe
... ich mir ein gutes Frühstück gemacht habe
... ich genug Kleidung habe
... ich so gut kochen kann
... ich eine nette Familie habe (oder es mir als Single gut geht)
... ich machen kann, was ich will
... ich genug Wasser zur Verfügung habe
... ich eine Arbeit habe
... ich so gut mit dem Computer umgehen kann
(oder was auch immer ich gut kann)
... ich ein Dach über dem Kopf habe

Eine solche Dankesliste ließe sich endlos fortsetzen. „Ja, aber ich habe oft keine Zeit, mich hinzusetzen und das immer zu sagen", meinte eine Dame. Ja, diese Zeit habe ich auch oft nicht. Aber wenn ich koche, staubsage, die Betten mache oder Holz abschneide, kann ich denken: *Danke, dass ich so ein gutes Essen kochen kann*. Beim Zwiebelschneiden denke ich: *Danke, dass ich so gute Zutaten habe.* Und so weiter. Immer: *Danke, danke, danke.* Du wirst erstaunt sein, wie sehr sich dein Energiefeld verändert. Diese Dankesgedanken zu denken erfordert keine zusätzliche Zeit, denn wenn du sie denkst, löst du nur deine negativen Gedanken ab. Du kannst nämlich nicht gleichzeitig danken *und* negative Gedanken haben. Verdränge also deine Negativität durch deinen Dank und aus dem Negativen wird Positives.

Natürlich wird sich deine alte Gewohnheit, negativ zu denken, immer wieder einschleichen. Wenn du gut auf deine Gedanken achtest, wird dir das aber schnell auffallen. Dann sage sofort *Stopp* und gehe gleich wieder in die Dankbarkeit. Machst du das immer wieder, wird langsam eine Gewohnheit daraus. Das Ergebnis wird sich sehr gut für dich anfühlen. Aber: Du musst es auch *tun*. Immer wieder. Nur du kannst dein Denken und dein Leben ändern. Es ist *dein* Leben, und *du* entscheidest, was du daraus machst.

Ich selbst habe solche Tipps immer gerne angenommen und auch umgesetzt. Ich habe immer gesagt, mir hilft es, dass ich nicht studiert habe, so habe ich mir eine gewisse Naivität erhalten, die mir beisteht, einfach zu glauben, dass es Dinge gibt, die man nicht sehen kann und die trotzdem wirken. Aus Erfahrung kann ich sagen: Ich bin überwältigt, was energetisch alles funktioniert. Unsere Gedanken sind unser Schatz und wir verwalten sie. In positiver oder in negativer Weise.

Es ist wirklich unglaublich, wie viele Menschen ständig im Kopf haben, was sie partout *nicht* wollen. Sie wollen diese blöden Nachbarn nicht, sie wollen die Lehrer ihrer Kinder nicht, sie wollen ihren Partner nicht, sie wollen ihre Arbeit nicht, sie wollen die Schwiegermutter/-tochter nicht, die Liste ist endlos. Wenn ich dann frage, was sie stattdessen wollen, schauen sie mich groß an. Sie wissen es nicht.

Anstatt mich ständig über den Nachbarn zu ärgern, könnte ich mir doch einmal vorstellen, es wären nette Nachbarn. Ja, ich weiß, wenn es ständig Ärger gibt, ist das schwer, aber muss ich mich mit diesem Ärger auch verbinden? Ich könnte stattdessen denken: Diese armen Menschen verstehen es nicht anders. Gott sei Dank bin ich nicht so. Und schon ist die negative Energie unterbrochen. Oder wenn es um die Arbeit geht. Wenn es dort nur Ärger gibt, warum sehe ich mich nicht in aller Ruhe um einen anderen Arbeitsplatz um? Weil ich vom Ärger die Augen vernebelt habe? Weil ich Angst habe, es könnte noch schlechter werden? Besser wäre es zu denken: Es kommt für mich die absolut richtige Arbeit und ich sehe es, wenn es so weit ist.

Oder denken wir an die vielen Konflikte zwischen Schwiegermüttern und Schwiegertöchter. Könnte es sein, dass die Schwiegertochter genau das macht, was ich als Schwiegermutter immer wollte? Oder umgekehrt: Ist vielleicht die Schwiegertochter ein bisschen neidisch auf die Stärke der Schwiegermutter und darauf, dass sie souverän weiß, was sie will? Es lohnt sich wirklich, ein bisschen hinter die Themen zu schauen, warum im Leben etwas so oder so abläuft.

Ich finde es wirklich interessant, dass gedanklich so viel möglich ist. Sozusagen unbegrenztes Potenzial, das wir noch lange nicht ausgeschöpft haben. Du nicht und ich auch nicht. Immer wieder finde ich Programmierungen, die ganz verkehrt laufen. Denken wir nur ans Essen. Taucht beispielsweise das schlechte Gewissen bei einem Stück Kuchen auf, könnten wir doch sagen: „Jeder Bissen macht mich schlanker!" Könntest du das glauben? Nein? Probiere es aus, es kann ja nichts schiefgehen.

*Ja, das war jetzt ein großer Brocken,*
*den du in aller Ruhe verdauen darfst.*
*Bitte denke gut darüber nach,*
*das Thema ist extrem wichtig für unser Leben.*

Ich bin dankbar, dass du bist zum Schluss des Kapitels durchgehalten hast.

# Mütter ticken anders

Jeder von uns kennt das wohl, dass man sich über etwas fast *den Kopf zerbricht*. Doch manchen ist nicht bewusst, dass seine Beschwerden aus der Gedankenwelt kommen. Sprichwörter deuten auf den Zusammenhang klar hin: *Zerbrich dir nicht den Kopf! Denke dich nicht krank!*

Meistens sind unsere Sorgen zudem unbegründet, denn 90 Prozent (Sorgen sind nichts anders als Gedanken) treten nicht ein! Ich weiß natürlich aus eigener Erfahrung, dass es manchmal sehr schwer sein kann, sich seine sorgenvollen Gedanken *aus dem Kopf zu schlagen*.

Hier ein Beispiel aus unserer Praxis:

Frau Regina erzählte uns, sie hat ein großes Problem mit dem Verhalten ihres Sohnes. Seit Franz (34) verheiratet ist, ist das innige Naheverhältnis weg. Er spricht kaum noch mit seiner Mutter und besucht seine Eltern sehr selten. Auf ihre Frage, was denn los sei, bekommt sie immer nur zur Antwort: „Nix, ist eh alles in Ordnung!"

Nun könnte man sagen: „Die arme Mutter. Der Sohn ist seiner Frau hörig und vernachlässigt die Eltern. Aber, ist das wirklich so? Könnte es nicht sein, dass die Mutter ganz schön nervt? Frau Regina erzählte: „Die ersten Gedanken am Morgen und die letzten am Abend drehen sich um den Bub. Ich kann mir einfach nicht erklären, warum er sich so verändert hat."

Kann es sein, dass der Sohn ganz einfach erwachsen wurde? Frau Regina ist nicht die einzige Mutter, die diese Erfahrung machen muss. Was läuft da wirklich ab? Natürlich tut es einem Mutterherz weh, wenn ein Kind aus dem Haus geht. Zumindest meistens ist das so! Freilich gibt es auch den umgekehrten Fall: Manche Kinder sind echte Nesthocker und hängen mit fast 30 Jahren immer noch am Rockzipfel der Mama.

Bei mir selbst war mein *Projekt Kinder* abgeschlossen, als mein Mann und ich 38 Jahre alt waren. Da waren die Kinder 18 und gingen aus dem Haus. Für mich war das ganz normal, schließlich zog ich auch mit 18 Jahren aus dem Elternhaus aus. Inzwischen weiß ich aber, es ist nicht die

Regel, dass man damit gut klarkommt, wenn die Kinder selbstständig werden. Manche Mütter scheinen das überhaupt nicht auszuhalten. Das dahinterstehende Thema ist hier das Loslassen. Und auch das Verdrängen. Je früher man sich damit beschäftigt, desto leichter wird es dann, wenn es so weit ist. Irgendwann sind die Kinder groß und gehören uns nicht mehr. Für sie gibt es dann ganz andere Prioritäten als die Eltern. Man muss sie ziehen lassen, damit sie zu freien und selbstständigen Wesen werden können.

Zurück zu Frau Regina. Sie konnte gar nicht verstehen, dass ihr der Sohn abhandenkam. Sie wollte und konnte nicht loslassen. Sie wollte nicht realisieren, dass ihr Sohn kein Kind mehr war, sondern zu einem Mann geworden war. Sohn Franz hat jetzt seine eigene kleine Familie und *spürt ganz deutlich*, dass die Mama nicht loslassen kann. Er spürt, wie sie leidet, und grenzt sich ab. Wahrscheinlich, um nicht zwischen seiner Frau und der Mutter entscheiden zu müssen.

Ich habe Frau Regina geraten, sie soll sich in die Ehefrau ihres Sohnes hineinversetzen. Wie würde sich diese fühlen, wenn Franz weiterhin alles aus seinem Leben mit der Mama besprechen würde? Die Antwort wurde schnell klar: Keine Ehefrau würde sich gut dabei fühlen, sondern überflüssig und nicht ernst genommen. Erwachsene Kinder beginnen quasi ein neues Leben und je mehr die Eltern loslassen, desto freier können sich die „Kinder" fühlen und desto besser wird das Verhältnis zu den Eltern sein. Man sollte auch im Kopf loslassen und nicht ständig die Gedanken um den erwachsenen Nachwuchs kreisen lassen.

Gedanken sind wie Spinnweben, sie treiben herum und docken immer an Gleichgesinnten an. Die Sprichwörter sprechen eine deutliche Sprache. *Wie man in den Wald hineinruft, so ruft es zurück.* Genauso ist es mit unseren Gedanken: Was wir aussenden, kommt wieder zurück – in Form von Menschen, die gedanklich die gleiche Schwingung haben. Das heißt, im Fall Frau Regina, dass sie hauptsächlich Mütter trifft, die ihr beipflichten, weil sie dasselbe erleben und denken.

Ich kenne das Phänomen natürlich auch selbst: Als ich schwanger war, sah ich nur Schwangere, als ich mein weißes Auto bekam, sind mir nur weiße Autos begegnet. Weil ich das in meinem Kopf hatte.

In Beziehungen ist es ähnlich. Man geht gedanklich in Resonanz. Unsere Kinder spüren unsere einengenden Gedanken, gehen auf Distanz und ziehen sich noch mehr zurück.

Man muss die Situation annehmen, wie sie ist. Und man sollte es dem *Kind* auch sagen: „Ich glaube, ich habe einen Fehler gemacht. Ich bin viel zu viel Mama gewesen, ich habe dich nicht losgelassen, aber jetzt lasse ich dich dein Leben so führen, wie immer du es auch führen magst. Ich freue mich, wenn du mit deiner Familie kommst, aber es ist deine Entscheidung."

Ich kann aus Erfahrung sagen: Es ist gut, wenn Eltern von den erwachsenen Kindern nicht alles wissen und wenn man die Beziehung nicht so eng hält, dass sie einem die Luft zum Atmen nimmt. Dadurch hat man als Elternteil den Kopf frei für *sich* und er ist nicht immer voll mit Gedanken an den anderen. Überraschender Weise klärt sich oft viel von alleine, wenn man ein wenig Abstand hält.

Wenn wir uns wieder dem Körper zuwenden und ihn durch seine Beschwerden sprechen lassen, dann zeigt sich: Der Kopf mitsamt seinen schmerzenden Gedanken hat eine direkte Verbindung mit dem Magen. Dieses Organ muss nicht nur das Essen verdauen, sondern auch alles, was der Kopf an Sorgen und Ärger produziert. Bei all diesen negativen Gedanken muss man sich nicht wundern, wenn der Magen rebelliert und denkt: „Was der Hirsch da oben produziert, nein, der kann mich mal, ich verdaue das einfach nicht mehr!" Und wir wundern uns über Magenschmerzen, obwohl wir doch so gesund leben!

Wenn unsere Gedanken sich im Körper als Schmerzen niederzuschlagen beginnen, kann sich das durch den ganzen Körper ziehen. Nicht nur Kopf und Magen können schmerzen, auch das Herz reagiert. Das leidet ebenso! Plötzlich zeigen sich Herzschmerzen und der Arzt findet nicht das Geringste. *Gott sei Dank*, kann ich da nur sagen, denn es ist ein seelischer Herzschmerz. Wenn wir aber nicht dazulernen und unsere Gedanken ändern, kann auch ein richtiger körperlicher Herzschmerz hinzukommen.

Bei all dem geht es nicht nur um Mutterherzen – nein, es gibt ganz viele Situationen, in die man sich gedanklich hineinsteigern kann. Im Grunde geht es darum, dass die Realität immer eine andere ist als unsere Wunschvorstellung. Nie ist sie so, wie wir sie gerne hätten. Immer ist da ein Wollen, nie ein Zufriedensein mit dem, was ist.

Wer hat noch nie erlebt, dass der Partner nicht zeitgerecht heimkam, und schon ging das Kopfkino an. Er hat doch erst kürzlich die Kollegin angelächelt, wahrscheinlich läuft da etwas zwischen den beiden. Oder, mein Gott, vielleicht hatte er einen Autounfall. Sinnlose Gedanken, subjektives Kopfkino. In all diesen Fällen ist Vertrauen und Loslassen gefragt. Der Kopf und alle Organe werden sich herzlich bedanken.

**Die Frage ist:**
Warum mache ich mir ständig Gedanken und Sorgen um andere? Warum wünsche ich mir von meinen Kindern, dass sie *meine Kinder* bleiben? Warum habe ich kein Vertrauen? Warum brauche ich unbedingt die Liebe und die Aufmerksamkeit der anderen?

Ich glaube, manche Mütter verabsäumen es, sich ein neues Leben ohne Kinder aufzubauen. Ich spreche ganz bewusst die Mütter an, weil Männer sich erfahrungsgemäß keine so großen Gedanken machen. Also, liebe Mütter, jetzt besteht Handlungsbedarf. Wenn man glücklich und ohne schmerzende Gedanken leben will, gilt es, die anderen auch gedanklich loszulassen und sich auf die eigene Person zu konzentrieren. Wie wollen wir unser Leben nun füllen, ohne die Kinder? Was holen wir Neues in unser Leben? Was habe ich viel zu lange vernachlässigt? Was tut uns gut? Nur wenn es uns gut geht, dann geht es auch unserer Umwelt gut.

***Diese Frage muss man sich tatsächlich beantworten, daher stelle ich sie noch einmal: Was tut mir wirklich gut?***

Sich diese Frage zu beantworten, daran fehlt es vielen Müttern, wenn die Kinder aus dem Haus gehen. Diese Frage sollten wir uns auch stellen, wenn wir nichts mehr außer Arbeit kennen oder wenn wir ein bisschen die Orientierung in unserem Leben verloren haben.

*Was tut mir gut?*

Sich diese Frage zu beantworten, das ist nicht so einfach, wie es sich anhört. Wir müssen tief in uns graben und uns fragen: Ja, was möchte ich denn eigentlich? Wo liegen meine Talente? Was hat mich schon als Kind interessiert? Was habe ich aus verschiedensten Gründen zurückgestellt? Was erfreut mein Herz, das nur *mich* betrifft?

Es kann ein bisschen dauern, bis man findet, was wirklich passt. Lasse trotzdem nichts aus, probiere alles. Auch wenn es dann nicht passt, egal, du hast es probiert.

**Tipp:**
Sieh dir die Volkshochschulkurse durch oder werde Leihoma, wenn du Kinder liebst; oder besuche einen Malkurs oder versuche es mit Keramiken, Malen oder Musik. Was immer auch Freude machen könnte – einfach tun und sich des Lebens freuen.

# Mein Herz ist gebrochen

Dass das *Herz gebrochen* sein könnte, wie man so schön sagt, ist oft auf den ersten Blick kaum zu sehen, wie folgendes Beispiel zeigt. Letztens kam Frau Karin in die Praxis, eine Dame, fesch und gut gekleidet. Sie war ziemlich außer Atem. „Ja“, meinte sie, „die Stiegen da rauf und schon ist die Luft aus.“ Solche Leute schicken wir normalerweise zum Arzt, aber genau von da kam sie. Sie erzählte, dass sie schon seit einigen Jahren an Herzproblemen mitsamt Arterienverengung litt und sogar einige Herzinfarkte hinter sich hatte, aber laut Arzt jetzt alles in Ordnung sei. Dennoch litt sie trotz medizinischer Behandlung an einer unnatürlichen Müdigkeit und hatte Probleme mit der Luft.

Beim Messen mit der Einhandrute maß ich das Herzzentrum und hier zeigte sich das *Seelische Herz*. Wie so oft. Daraufhin wurde sie ein bisschen sentimental und erzählte von einer Partnerschaft, die vor einigen Monaten zu Ende gegangen war. Allerdings von ihrer Seite aus. Ihre Erzählungen waren so emotional, dass mir der Gedanke kam, dass der Herzschmerz womöglich ihr Herz gebrochen hat. Es könnte sich um das bekannte Broken-Heart-Syndrom handeln, das auch der Medizin bekannt ist.

Das Broken-Heart-Syndrom ist gar nicht leicht zu erkennen. Man glaubt, es ist ein Herzinfarkt, selbst die Ärzte denken das im ersten Augenblick, denn die Symptome sind ähnlich: Atemnot, Engegefühl in der Brust und teils massive Schmerzen. Oftmals sinkt der Blutdruck, das Herz rast, den Patienten bricht der Schweiß aus, sie leiden unter Übelkeit und Erbrechen.

„Ich erinnere mich gut an meine Zeit als junger Assistenzarzt“, erzählte mir ein Arzt. „Da gab es Patienten, die alle Anzeichen eines Infarkts hatten – aber keinerlei Auffälligkeiten an den Herzkranzgefäßen.“

Großer Stress und emotionaler Druck, wie das Ende einer Beziehung, wirken sich direkt auf die Herzaktivität aus. Steigt der Spiegel der Stresshormone stark an, sind die Herzmuskelzellen möglicherweise überfordert und quittieren den Dienst. Das *gebrochene* Herz wird deshalb mit Medikamenten beruhigt. So weit zum medizinischen Teil. Aber was ist mit unseren Gefühlen, die das Herz nicht mehr verkraften kann?

Als Erstes muss man herausfinden: Wo sind meine Gedanken? Beim ehemaligen Partner? Vielleicht auch noch bei seiner neuen Freundin? Kann ich mich da zu wenig abgrenzen?

Frau Karin nickt. Ja, ihre Gedanken schweifen viel zu oft dorthin. Und sie merkt auch, wie unruhig ihr Herzschlag wird, wenn sie sich bei solchen Gedanken wieder aufregt. Es bleibt ihr regelrecht die Luft weg.

Wie können wir ihr helfen, wieder in ihre Mitte zu kommen und ihre Gefühle in ihre guttuenden Bahnen zu lenken? Zuerst gilt es, ihre Gefühle zu definieren. Ist es Wut oder Ärger? Fühlt sie sich verlassen, einsam, eifersüchtig oder benachteiligt, ausgenutzt, im Stich gelassen? Fühlt sie sich überfordert durch das Alleinsein, nervös, unglücklich? Ist das geklärt, können wir den nächsten Schritt machen. Frau Karin betont immer wieder: „Vom Kopf her weiß ich das alles, aber offensichtlich ist da keine Verbindung zum Herz!"

Hilfe könnte darin bestehen, mit ätherischen Ölen Stress und traumatische Gedanken zu lindern. Auch Gespräche sind wichtig und hilfreich. Handauflegen und dabei beruhigende Affirmationen zu sprechen tut ein Übriges.

Wäre es nicht gut für uns alle, einmal so einen Gefühls-Status-Quo zu machen? Sich zu fragen: Wie geht es mir gerade, welche Gefühle durchfluten mich? Tun sie mir gut, ist mein Denken in Ordnung oder denke ich auf einer Gefühlsebene, die mir nicht guttut? Dabei muss es nicht immer gleich um gebrochene Herzen gehen. Ganz oft geht es um ängstliche Gefühle, wobei wir uns Szenarien ausmalen, die überhaupt nicht mit der Realität übereinstimmen.

Bei Frau Karin kamen in den Gesprächen allerlei Gefühle zum Vorschein und als ihr diese klar wurden, atmete sie kräftig auf. Danach ordneten wir diese gemeinsam ein: Was machte dieses Gefühl mit ihr? Wo tat es weh, wenn sie an dieses und jenes dachte? Kribbelte es im Magen? Spürte sie es auf der Schulter oder im Kreuz? Bekam sie Bauchweh oder gar Durchfall? Oder reagierte ihre Blase? Ihr seht schon, es gibt jede Menge Querverbindungen. So kommt man der Lösung jedenfalls immer näher, egal worum es sich handelt.

Nach dieser Selbsterforschung kann und sollte man handeln: Man kann darüber sprechen, man kann seine Wut oder Trauer mit verschiedenen Techniken in Bahnen lenken und loslassen (Siehe unter Tipps).

Alle unsere Wehwehchen und Probleme haben im weitesten Sinn mit uns selbst zu tun. Und ich glaube, wenn wir ganz ehrlich sind, dann spüren wir das auch. Aber manchmal tut es einfach zu weh, man will gar nicht hinschauen.

**Tipps**:
Trauer braucht natürlich ihre Zeit und diese Zeit sollte man sich nehmen. Allerdings kann man Trauer sehr gut unterstützen mit dem Öl der Zypresse. Zypresse bringt alles zum Fließen. Tränen, aber es kann auch gut für die Durchblutung der Gefäße wirken. Auch die Lymphe, unser Wasserhaushalt im Körper, freut sich über den Duft und die Anwendung von Zypresse.

**Wut ist ein anderes Thema:**
Wut ist die stärkste und ehrlichste Emotion, die wir haben. Wenn wir richtig wütend sind, dann sind wir absolut in unserer Stärke und ganz ehrlich. Genau das können wir nützen, indem wir in diesem wütenden Gefühl alles aufschreiben. Worte, die wir so nie verwenden würden, auf das Papier dürfen sie. Anschließend mit einem dicken Stift groß drüberschreiben „Friede sei mit dir und mir". Und ab damit ins Feuer, bitte wirklich sofort. Diese Art Wut zu kanalisieren hat schon sehr vielen Menschen geholfen.

## INFO

### HERZ- UND KREISLAUF-MERIDIAN

THEMA: VERSÖHNUNG
Bedingungslose Liebe, Verzeihen, Versöhnen, Verbitterung, Kummer, Sorgen, Herzeleid, Broken-Heart

KREISLAUF:
Vergangenheitdenken: Hätte ich doch ..., Wäre doch ..., hadern

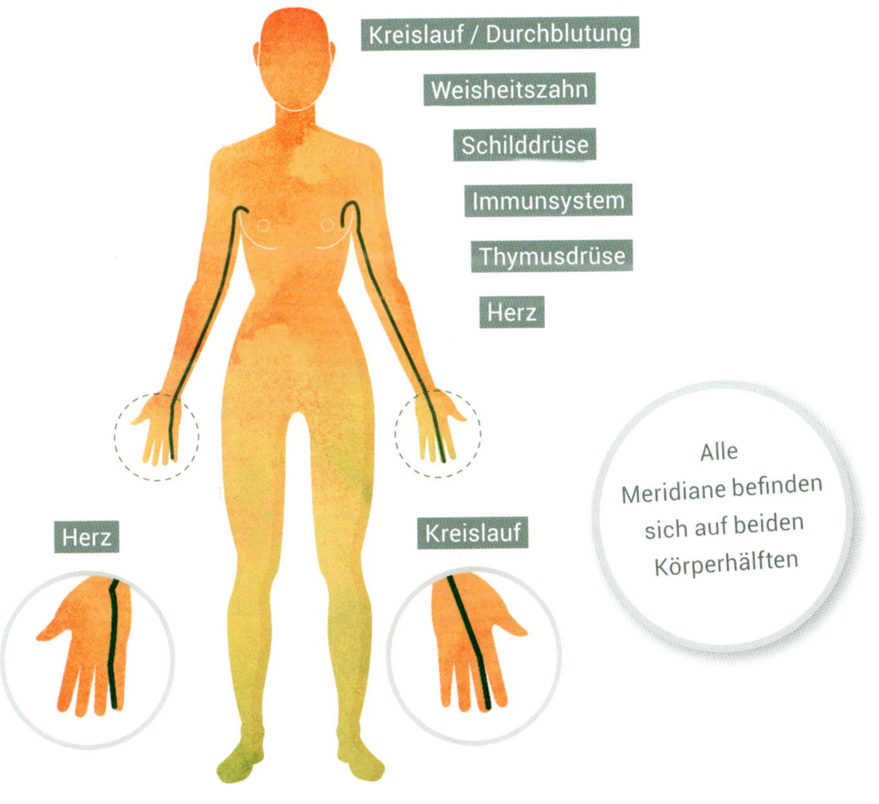

## HERZ RUFT *LIEBE DICH*

- sich der Selbstliebe zuwenden
- friedfertig werden
- vergeben
- liebevoll auf andere zugehen
- sich *Herzlichkeit* bewahren

**Affirmation**

Ich verzeihe, mein Herz ist versöhnlich gestimmt.

## KREISLAUF

- Vergangenheitsdenken loslassen
- Hätte ich und wäre ich doch damals anders ... loslassen
- weniger hadern, mehr im *hier* sein

**Affirmation**

- Ich lasse los

## SEELENNAHRUNG

Denke Schönes, entspanne dich bei Spaziergängen.
Pflege ein liebevolles Miteinander mit Freunden.
Meditation, bereite dir Freude, wo immer es geht.

## KRÄUTER

Weißdorn, Mistel-Eiche, Meisterwurz, Baldrian, Herzgespann, Melisse, Passionsblume, Hopfen

## ÄTHERISCHE ÖLE

Nelke, Majoran, Fenchel, Immortelle, Ylang Ylang

# Bringen wir unser Blut in Wallung!

Die meisten Menschen befassen sich nicht sehr eingehend mit dem eigenen Körper, solange sie gesund sind. Warum sollten sie das auch tun, solange alles gut läuft? Das ist natürlich ein bisschen ironisch gemeint – mir ist es selbst auch nicht anders ergangen. Erst wenn es zu einem gesundheitlichen Crash kommt, ist plötzlich Feuer am Dach und der Körper rückt in den Mittelpunkt des eigenen Interesses.

Wer passt im Alltag schon gut auf sich auf? Mein Gott, man steht den ganzen Tag im Geschäft oder Betrieb, natürlich tun einem da die Füße weh! Wer denkt denn da gleich an eine Durchblutungsstörung? Und die paar Zigaretten, was sollen die schon anstellen? Gott sei Dank ist dieses Laster an mir vorbeigegangen, dafür habe ich mit meinem Gewicht zu kämpfen und mit meiner Bewegungsfaulheit.

Ich sehe in meinen Vorträgen immer wieder, speziell wenn es um das Thema „Mein Körper spricht mit mir!" geht, wie groß die Augen der Teilnehmer werden und wie viele nicken und mehr als erstaunt sind, wenn sie hören, was der Körper uns zu sagen versucht. Wenn er uns schon laut zuruft: „Hey Mensch, höre endlich zu, ich gebe dir doch schon ständig Zeichen!"

Man sollte sich bewusst sein, dass jedes Organ, das schlecht durchblutet wird, anfällig für Störungen ist. Die gute Nachricht: Jedes Organ sagt uns genau, wo wir ansetzen können, um wieder in Fluss zu kommen. Ich habe mich einmal ein bisschen schlau gemacht und möchte mit dir folgende Textstelle aus dem Buch *Mein Körper – Barometer der Seele* von Jacques Martel teilen:

„Der Blutkreislauf steht im Zusammenhang mit dem Herzen und dem Blut, dem Symbol des Lebens. Das Blut fließt durch sämtliche Blutgefäße des Körpers: Arterien, Arteriolen, Venen, Venolen, Kapillaren. Diese Blutgefäße sind wichtig, um *Liebe*, Freude und Leben im ganzen Körper zu verteilen. Das Blut steht für meine Lebenskraft, meine Lebensfreude und das, was ich diesem Universum bin. Wenn ich mich in einer emotional oder geistigen schwierigen Lebensphase befinde, lässt die Energie, die mich beseelt, nach. Ich lasse nicht mehr genug *Liebe* durch mein Leben fließen. Oft übe ich strenge Kritik an mir selbst, habe Kummer oder eine große innere Traurigkeit. Im weitesten Sinne verschließe ich mich dem Leben. Ich muss meiner Kreativität, meinen Ideen, meinen Empfindungen wieder Raum geben, damit alles wieder zum Fließen kommt, sonst wird alles in diesem Kummer, in der Wut erstarren." (Seite 140)

Ist es dann ein Wunder, wenn der Blutfluss in unserem Körper total erstarrt? Wenn der Kreislaufmeridian vor Kummer die Kraft verliert und der Herzmeridian schmerzt? In dieser Starre kann sich nichts mehr bewegen, die Hände und die Füße können kalt werden, die Venen Probleme machen und auch im Kopf kann die Durchblutung nachlassen. Und genau in diesen Situationen wird dann auch die körperliche Bewegung schwierig.

Ein passendes Beispiel:

Eine gute Freundin berichtete mir ihren Kummer. Sie zog sich immer mehr zurück, ihre Gedanken kreisten wie wild im Kopf, sie verließ das Haus nicht mehr, aß zu viel und bewegte sich zu wenig. Sie war voller Unfrieden und traurig. Sie verkörperte die klassische Form, wie sich Leben zurückziehen kann.

Kalte Hände und Füße könnten als erste Anzeichen einer Durchblutungsstörung gesehen werden. Was können uns kalte Gliedmaßen sagen? Zum Beispiel: „Was mache ich nur mit meinen Händen – zum Beispiel, vielleicht be-greife ich etwas nicht – und welche Wege gehe ich mit meinen Füßen, die mir so gar nicht gefallen? Wo handle (handeln – Hände) ich nicht, wo ich längst handeln sollte? Wer hat noch nie erlebt, dass am Rücken die Nieren ganz kalt waren? Die Nieren zeigen immer, dass ich mit jemand in meiner Nähe nicht gut auskomme, leider kommt man oft auch mit sich selbst nicht zurecht.

Oft hat man an sich selbst jede Menge auszusetzen. Also sollte man bei sich beginnen, bevor man an andere (Partner, Kollegin, Schwiegermutter, Schwiegertochter etc.) denkt. Freude an und mit sich selbst ist ein wichtiger Aspekt für die Durchblutung im Körper! Sie sehen schon, man kann sehr genau sagen, wo denn das Blut beziehungsweise der Transport der Lebensfreude momentan stockt.

Was können wir selbst tun, damit die Lebensfreude wieder so richtig unser Blut in Wallung bringt und damit auch das Blut in alle Regionen und Organe unseres Körpers? Sie haben ja schon gehört, Blut und Freude gehören untrennbar zusammen. Blut reagiert auf Freude positiv. Und so ist es auch logisch, dass negative Gefühle wie Unzufriedenheit, Stress, Ärger, Groll, aber auch Starrheit und mangelnde Flexibilität dem Bluttransport nicht guttun. Starre Gedanken machen starre Arterien. Ärger und Groll zieht alles zusammen. Wenn man sich das klarmacht, dann merkt man: „Um Gottes Willen, was tu ich mir denn ständig selbst an? Ich mache mich ja selber krank!"

Deshalb ist es so wichtig, dass man zu sich steht und dass gesagt wird, was einem wichtig ist, und dass man versöhnlich reagiert. Warum sind wir oft bloß so zickig, dass wir tagelang nicht miteinander sprechen? Warum sind wir so beleidigt, dass Freundschaften daran zerbrechen? Begünstigt das die Ausbreitung von Lebensfreude in alle wichtigen Teile und Organe unseres Körpers? Natürlich nicht!

Ich glaube, wir sollten alle ein bisschen nachdenken und uns ganz bewusst Freude in unser Herz und in unser Leben holen. Stellen wir uns vor, wie sich Freude im ganzen Körper ausbreitet, wie sie vom Kopf bis zu den Zehen mit unserem Blut den Körper durchzieht. Freuen wir uns doch, wenn wir die herrliche Natur oder bunte Blumen sehen, auf einen Spielplatz gehen und die lachenden, spielenden Kinder anschauen. Beschenken wir unsere Kollegen und Freunde mit freundlichen und wohlwollenden Blicken und vergessen wir nicht, innerlich zu lächeln.

Du weißt ja, was von innen kommt, sieht man auch im Außen! Lass deine Durchblutung vor Freude sprudeln! Denke bei jedem Ärger, bei jeder Starre daran: Das mag mein Blut nicht. Ich bleib in der Freude und die lasse ich mir von niemandem nehmen!

## DER KREISLAUFMERIDIAN SAGT: *LASS DEINE STARRHEIT LOS!*

- Lass deine Vergangenheit, wie sie ist
- Hast du öfter Gedanken, was wäre, wenn ... oder hätte ich doch damals ...?
- Entspannen wäre wichtig – klappt das bei dir?
- Könnte es sein, dass du öfter sagst: „Ach, das ist doch gar nicht so schlimm!"

- Lass die Freude in dir fließen
- Sei nicht starr und unflexibel
- Nimm das Leben, wie es kommt

**Affirmation**
Ich lasse los

## SEELENNAHRUNG

Lass das Leben fließen, schau nicht immer auf ein *Aber* oder *Was wäre wenn*, lass Freude und Liebe in dir aufkommen.

## KRÄUTER

Melisse, Baldrian, Hopfen, Passionsblume

## ÄTHERISCHE ÖLE

Geranie, Fenchel, Majoran, Orange, Immortelle, Ylang Ylang, Zypresse, Weihrauch

# Oh, was kann ich denn nicht mehr ertragen?

Oft denken wir im Leben: *Ja, hört denn das niemals auf? Was muss ich mir noch alles auf meine Schultern laden? Ich kann bald nicht mehr!* Aber bringen wir das mit unseren Schulterschmerzen in Verbindung? Nein, sicher nicht, dabei wäre es eigentlich so logisch.

Schulterschmerzen sind weit verbreitet, sie bieten ein breites Spektrum an Hintergründen. Wenn man von unseren Schultern spricht, dann hört man oft, „das muss ich auf die Schultern packen", oder „da habe ich mir zu viel auf die Schultern geladen". Und genau diese Einstellung lernen wir von frühester Kindheit an, die auch besagt, dass „es sich gehört", für andere da zu sein.

Die Schulter ist ein gutes Anschauungsbeispiel, wie vielseitig unser Körper ist und wie alles mit allem zusammenhängt. Auf der Schulter finden wir Meridiane von gleich drei Organen, die hier im Einsatz sind. Es sind dies Dünn- und Dickdarmmeridian sowie der Gallenblasenmeridian, die hier eine große Rolle spielen. Es kann also sein, dass man eine schwache Energie in diesen Meridianen und dadurch Schmerzen in der Schulter hat, aber auch, dass die Organe schwächeln.

Eine fünffache Mutter mit starken Schulterschmerzen sagte einmal zu mir: „Ja, sicher mache ich mir ständig Sorgen um meine Kinder. Und jetzt, wo sie sogar am Abend ausgehen, umso mehr. Ich wälze mich hin und her, weil die Schulter so wehtut, und warte drauf, dass ich höre, der Bub kommt heim. Erst dann kann ich schlafen."

Ich glaube, vielen Müttern geht es so.

Diese Frau konnte nicht loslassen und schulterte die ganze Verantwortung. Verantwortung abgeben bedeutet aber, vertrauen zu lernen. Dieser Mama sagte ich, sie soll ihren Kindern ganz bewusst den Schutzengel mitgeben. Das kann in der Vorstellung sein oder als nettes Amulett. Das beruhigte sie total. Sie war sehr erstaunt, dass sie da nicht selbst draufgekommen war. Ja, in der Aufregung vergisst man oft die einfachsten Sachen.

Als Erstes sollte jeder von uns nachdenken und sich fragen: Ist das bei mir auch so? Wo sind meine Gedanken? Bei mir oder mehr bei anderen? Mache ich mir zu viele Sorgen?

Schauen wir uns doch die Schultern genauer an. Hier hängen die Arme daran und damit auch die Hände. Mit den Armen umarmen wir. Vielleicht können wir gar nicht mehr umarmen? Und die Hände sind zum Handeln da! Wo handeln wir nicht, obwohl wir es sollten?

Aber noch viel interessanter ist, welche Meridiane von den Schultern in die Hände bis zu den Fingerspitzen laufen. Vom Haaransatz über die Schultern läuft auf der Körperrückseite der Dünndarmmeridian. Wenn du zu jenen gehörst, die Verspannungen direkt im Nacken links oder rechts haben, dann leidest du an einem schwachen Dünndarmmeridian. Er ist nicht krank, er hat einfach ein bisschen zu wenig Energie. Dazu gehört auch das Hochziehen der Schultern aus Angst oder Anspannung. Schauen wir doch einmal, wofür der Dünndarm steht. Er steht sozusagen als Überschrift für unsere Lebensfreude. Man sollte sich also fragen: Was nimmt mir die Lebensfreude? Warum kann ich mich nicht uneingeschränkt freuen?

Ist dieser Meridian geschwächt, denke und analysiere ich zu viel. Ich wäge zu viel ab und habe Angst, etwas falsch zu entscheiden. Ich lasse andere entscheiden, anstatt auf meine innere Stimme zu hören. Durch mein Denken, dass es so und nicht anders sein muss, fühle ich mich möglicherweise abgetrennt, und meine Ängste steigen. Ich ziehe mich zusammen, hebe die Schultern hoch und die Verspannung ist vorprogrammiert. Hier ist es wichtig, sich für neue Erfahrungen zu öffnen. Auch wenn ich es 50 Jahre auf eine bestimmte Weise gemacht habe, darf ich mir die Freiheit nehmen, es einmal anders zu versuchen. Ich kann und soll Vertrauen aufbauen, dass die Welt sich auch weiterdreht, wenn ich ein bisschen offener denke und Neues in mein Leben lasse.

Der Dünndarmmeridian läuft bei beiden Ohren, zieht sich über die Schulter, den Arm, läuft über den Ellbogen auf der Hinterseite bis zum kleinen Finger (Außenseite). Wegen dieses Verlaufes sind auch Schmerzen im Ellbogen mit den Themen des Dünndarms verbunden.

Ein weiterer wichtiger Meridian, der Dickdarmmeridian, läuft an der Nasenfalte, direkt neben dem Nasenloch und geht vorne über die Schulter bis zum Zeigefinger außen. In den Kursen sage ich immer: „Es ist ja wirklich eine Frechheit, hier liegt der Darm und der Meridian läuft ganz woanders, da kommt man ja nie drauf!" Aber wenn man weiß, dass die Nasenschleimhaut dieselbe ist wie die im Dickdarm, dann sieht die Sache schon anders aus. Es heißt ja: Wenn die Nase weint, weint auch der Darm!

*Im geistigen Bereich steht der Dickdarm für Selbstliebe und Selbstverantwortung. Er hat aber auch im Bereich Loslassen ein großes Standbein.*

Jacques Martel schreibt in seinem Buch: *Mein Körper – Barometer der Seele*, wirklich treffend:

„Die Rolle des Dickdarms lässt sich mit meiner Art vergleichen, mich zu verhalten und meine eigene Welt zu behandeln. Wenn ich unfähig bin, im Umgang mit Autorität und meinen persönlichen Beziehungen wie Lebenspartner, Eltern, Lehrer, Arbeitgeber *ich* selbst zu bleiben, kontrolliere ich meine Gesten und Handlungen aus Furcht vor der Reaktion des anderen, dessen Anerkennung und Liebe ich brauche. Ich erdulde Situationen, die mir sehr schwer verdaulich sind. Dazu fällt es mir sehr schwer, die Vergangenheit loszulassen. Ich überlasse die Verantwortung doch lieber den anderen." (Seite 159)

Zurück zum Meridian. Er verläuft vorne an der Schulter und dann durch die Ellenbeuge, durch die Daumenbeuge bis zum Zeigefinger außen. Dieser Verlauf erklärt auch die Beschwerden eines Tennisarmes, den auch so mancher hat, der noch nie Tennis gespielt hat. Die Energie vom Dickdarmmeridian ist in diesem Fall einfach ein bisschen schwach. Ich erinnere mich, dass mein Vater oft über Schulter- und Bauchschmerzen jammerte. Leider wusste ich damals noch nicht, dass die beiden eigentlich Geschwister sind, dass beide miteinander was zu tun haben.

Aber wie stärke ich diese Energie? Hier sollte man sich fragen:

- Was bin ich mir eigentlich wert?
- Wie kann ich mehr in meine Eigenverantwortung gehen?
- Wie groß ist meine Selbstliebe?
- Hänge ich gedanklich ständig in der Vergangenheit?
- Mache ich mir ständig Sorgen?
- Und vor allem: Wie sind meine Gedanken?

Letztens sagte eine junge Frau in der Praxis: „Ich hänge in Gedanken nur in der Vergangenheit, kein positiver Gedanke kommt!" Ich sagte ihr dann, dass wir natürlich alle eine Vergangenheit haben, die manchmal schön und manchmal nicht so schön war. Bei vielen eben gar nicht schön. Wenn Gedanken kommen, die uns sehr belasten, dann sollten wir sie ansehen und entscheiden: *Die brauche ich nicht mehr, die kommen jetzt in Gottes Hände.* Das sollten wir immer und immer wieder machen.

Für die Selbstliebe empfehle ich eine Spiegelübung: In den Spiegel schauen und sagen: Ich liebe mich, so wie ich bin! Die Übung sollte man ganz oft wiederholen und regelmäßig machen! (Auch wenn man sich am Anfang albern vorkommt.)

Aber das ist noch immer nicht alles. Auch der Gallenblasenmeridian kreuzt die Schulter und hat einen ganz wichtigen Akupunkturpunkt auf der Schulter. Ich glaube fast jeder kann den Punkt mitten auf der Schulter fühlen, der fast immer ein wenig schmerzt. Die Gallenblase steht für unsere schnelle Wut, für den Jähzorn. Wem ist nicht schon die Galle übergegangen? Lassen wir Wut und Ärger aber nicht zu, dann lagert diese Energie im Meridian und wir *tragen* sozusagen diesen Ärger auf unseren Schultern und natürlich auch in der Leber. Auch hier sieht man, dass es nicht nur um die Schulter geht, sondern dass der ganze Körper vernetzt ist und wir immer wieder das Große und Ganze sehen sollten.

Was könnte unseren Schultern also helfen? Wir sollten überlegen, welche Lasten wir uns aufbürden, die uns eigentlich gar nichts angehen.

Fragen wir uns auch: Wo gibt es altes Gerümpel in unseren Kästen, am Dachboden und im Keller, die längst nicht mehr zu uns gehören, deren Energie wir aber deutlich spüren.

**Und zu guter Letzt:**
Welche alten Gedanken quälen uns, die längst in Gottes Hände gelegt werden könnten? Wo könnte ich mehr Freude in mein Leben bringen, was nehme ich zu schwer?

Ja, es gibt immer viel zum Nachdenken. Das ist ja das Spannende in unserem Leben. So manche Schmerzen der Klienten sind alleine durch das Analysieren dieser Fragen viel besser geworden. Nur wenn wir draufkommen, wo unsere Lasten liegen, können wir uns über ein leichteres Leben freuen. Und wie immer: Es geht nicht von heute auf morgen, aber sehr wohl in kleinen Schritten.

*Und bitte nicht vergessen:*
*Freut euch auch über die kleinen Schritte.*

## INFO

### DICKDARM-MERIDIAN

THEMA: SELBSTLIEBE / LOSLASSEN
Schwer Entscheidungen treffen, was lasse ich los, was nicht. Gedankenkreisen, Vergangenheitsdenken. Geizig auf sich selbst sein. Sammler von allen möglichen Dingen. Sich oft schuldig fühlen.

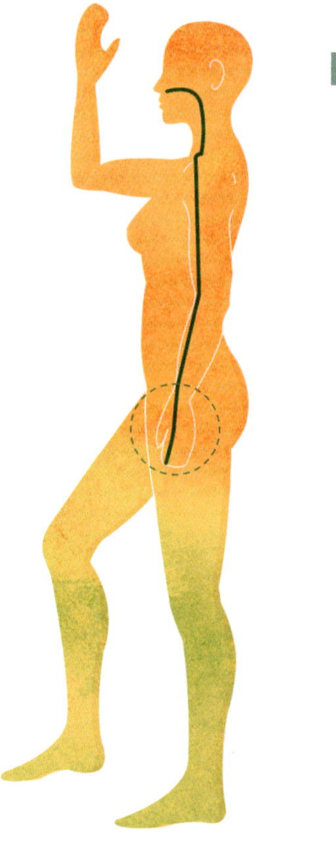

Alle Meridiane befinden sich auf beiden Körperhälften

## DER DICKDARM SAGT: *LIEBE DICH UND LASSE LOS*

- Lässt du dich leicht von anderen verletzen?
- Läufst du vor Problemen zu schnell weg?
- Wie wertvoll bist du dir selbst?
- Wie geht es dir, wenn du alte Sachen weggibst?
- Ich liebe mich und nehme mich an.
- Ich löse die Vergangenheit auf und löse mich von ihr.
- Ich lebe friedlich und freudig im Jetzt.

**Affirmation**
Ich bin es wert, geliebt zu werden.

### SEELENNAHRUNG

Sei dir selbst etwas wert. Denke liebevoll an dich. Lass deine Vergangenheit freudig los! Freu dich über jede Kleinigkeit. Und liebe dich, so wie du bist.

### KRÄUTER

Engelwurz, Löwenzahn, Wermut, Enzian

### ÄTHERISCHE ÖLE

Anis, Kreuzkümmel (Cumin), Fenchel, Oregano, Orange, Pfefferminze, Zimtrinde, Estragon

# Beleidigte Leber – Dieser Mensch ist für mich gestrichen

Ich glaube, wir sind alle mehr oder weniger Meister im Verdrängen. Das erlebe ich in meiner Praxis immer wieder. So wie etwa bei Frau Elisabeth, einer Dame mit ziemlichen Turbulenzen im Leben. Sie wollte wissen, warum sie immer wieder Schwierigkeiten mit verschiedenen Organen hat. Sie hat schulmedizinisch alle möglichen Therapien ausprobiert, mit mäßigem Erfolg.

Angefangen hatten ihre gesundheitlichen Probleme mit dem Tod ihres Mannes. Kurz darauf erhielt sie die Diagnose Lungenkrebs. Sie meisterte die Therapie gut, doch nun, nach Jahren, wieder eine schlimme Diagnose: Leberkrebs. Frau Elisabeth kam durch eine Empfehlung zu uns in die Praxis, in der meine Freundin und Kollegin Gabi und ich gemeinsam arbeiten. Nun, wir beide gehören der sogenannten *alternativen Gesundheitsszene* an und schauen gerne hinter die Dinge.

Nun war also die Leber betroffen. Die Leber spricht eine sehr deutliche Sprache:

Die Leber muss nicht nur verdauen und entgiften, was wir essen, nein, sie muss auch alle unsere negativen Gedanken verdauen und das kostet sie große Mühe. Der ganze Groll, Ärger, Hass, auch dass wir oft so nachtragend sind und nicht vergeben können, all das muss unsere Leber verdauen. Sie kennen das sicher auch, dass man tagelang die beleidigte Leberwurst spielt und aus dieser Haltung einfach nicht herausfindet. Das tut unserer Leber unheimlich weh.

Auch bei dieser Dame war es so. Meine Kollegin und ich maßen daraufhin mit einer Einhandrute Frau Elisabeths Energie und sahen sofort, dass wir diese ausgleichen mussten. Wir machten das durch Handauflegen und sprachen dabei beruhigende Affirmationen. Auch ein Gespräch, wie man die Probleme am besten löse, war Teil der Therapie.

Wenn die Leber stark beeinträchtigt ist, dann ist bei Weitem nicht immer der Alkohol oder eine fettreiche Ernährung der Übeltäter, sondern in vielen Fällen liegt die Ursache in negativen Gefühlen verborgen. Meist liegt eine gefühlsmäßige Überlastung vor, vor allem Wut und Groll, oder dass man einfach nicht vergeben kann.

Das war auch bei Frau Elisabeth der Fall. Das Ergebnis der Messung erstaunte sie ebenso wie der Hinweis, dass ihr Problem wohl mit bestimmten Menschen aus ihrer Vergangenheit zu tun habe, denen sie immer noch grollt: „Was, mit diesen Leuten soll es etwas zu tun haben? Die habe ich doch längst aus meinen Leben gestrichen!" Leider sagte ihre Gefühlsebene ganz etwas anderes. Unsere Klientin war völlig konsterniert. „Wie kann das sein, ich habe doch schon seit Jahren keinen Kontakt mehr zu diesen Menschen?"

Es stellte sich heraus, dass es Freunde waren, von denen sie sich total im Stich gelassen fühlte. In der größten Not waren sie nicht für sie da gewesen. Ihre ganze Enttäuschung und Wut hatte Frau Elisabeth tief in sich vergraben. Kein Kontakt zu diesen ehemaligen Freunden, nicht einmal an sie denken, war ihre Devise. Mit dieser Art der Verdrängung steht sie nicht alleine da, viele versuchen auf diese Weise, ihrem Leiden zu entkommen. Leider funktioniert das so nicht.

Wir tragen Schätze in uns – aber manchmal findet man auch die berühmte *Leiche* im Keller, die tief vergraben ins uns schlummert. Aber die ist gut verborgen und das ist uns nur recht, denn wir wollen partout nichts mit ihr zu tun haben. Und, ihr ahnt es, dann folgt ein Ereignis, man trifft beispielsweise jemanden und diese Person spricht genau unseren wunden Punkt an: „Und wie geht es dir mit deinem Stiefvater?" Und wusch, wie bei einem Gummiband, schleudert es die *Kellerleiche* aus den Untiefen empor ans Licht des Bewusstseins. Wie auf Knopfdruck flackert einem die ganze Misere vor dem geistigen Auge. Wenn sich dann Wut und Kränkung bemerkbar machen, dann reagieren unsere emotionalen Organe. Und das fühlt sich gar nicht gut an. So schön war alles verdrängt, so leicht war es schon ums Herz, doch nun macht die Leber plötzlich solche Probleme. Warum? Weil sie unser Organ ist, das nichts vergisst, was nicht verziehen und vergeben ist. Sie merkt sich alles. Und lässt diese Gefühle bei Gelegenheit immer wieder hochkommen.

Frau Elisabeth saß in unserer Praxis und war fix und fertig vor Erstaunen und Nichtglaubenkönnen. Aber durch unsere sichtbare Messung stimmte sie dem, was sich zeigte, letztendlich zu.

Sie stand vor der Frage: Was tun? Einfach so vergeben? Unmöglich, dazu ist viel zu viel passiert. Sie konnte das nicht. Wir schlugen ihr unser *Allheilmittel* vor und das heißt schreiben: sich alles von der Seele schreiben, mit ganz viel Gefühl und mit Worten, die man im wirklichen Leben niemals gebrauchen würde. Die ganze Wut, der ganze Groll, die ganze Enttäuschung muss da hineingepackt werden. Ist das geschafft, soll man mit den Worten *Friede sei mit dir* abschließen oder mit vergleichbaren Formulierungen, und dann das Geschriebene sofort verbrennen.

Frau Elisabeth sah uns sehr zögerlich an, dann hat sie aber doch eingewilligt. Wir haben sie dazu natürlich nicht gedrängt, niemand muss das tun, jeder ist für sich verantwortlich. Wir geben Tipps, mehr nicht. Aber wir hören immer wieder, wie erleichternd es ist, solche Dinge auf diese Weise loszulassen.

**Die Frage stellt sich:**

Warum lagern wir solche *Leichen* im Keller? Warum lassen wir diese Dinge nicht so schnell wie möglich los, wenn sie uns nicht guttun? Natürlich haben diese *vergrabenen Leichen* immer Hintergründe. Es sind alte, oft vergessene Kränkungen, Gefühle, wie zum Beispiel im Stich gelassen worden zu sein, Überforderungen und vieles mehr.

Aber warum tut es so weh? Weil es tief in mir bereits ein ähnliches Gefühl, eine ähnliche Erfahrung gibt, die jetzt total bestätigt ist. Im Hintergrund laufen etwa folgende Gedanken: Es war ja immer schon so, ich bin immer die/der die Dumme, mit mir kann man das ja machen, ich bin nichts wert etc. Die neue Kränkung dockt an der alten an und wird dadurch immer größer, gewichtiger und unentschuldbarer.

Darum ist es so wichtig, bei solchen Dingen genau hinzuschauen! Oh, schon wieder fühle ich mich gekränkt. Ja *ich fühle* mich gekränkt, nicht *ich wurde* gekränkt. Kränken kann einen kein Mensch dieser Welt, das kann man immer nur selbst. Man sollte in sich gehen und einmal schauen, wo das neue Gefühl andockt. Wo habe ich mich schon einmal so gefühlt? Ah ja, als ich zehn Jahre alt war, da wollte ich auf´s Gymnasium, aber alle sagten, das schaffst du nie. Und jetzt sagt die blöde Arbeitskollegin zu mir, dass ich wieder mal was nie schaffen könne. Und mit einem Schlag fühle ich mich wieder wie mit zehn. Das ist doch zu dumm! Warum mache ich damit nicht endlich Schluss?

**Mein Tipp:**
Weg damit und ab in Gottes Hände. Noch einen Brief schreiben, so richtig in der größten Wut, zum Schluss enden mit *Friede sei mit dir* und schnell verbrennen. Dann kann ich das ganz bewusst ad acta legen. Wenn diese *Kellerleiche* gehoben ist, ist jegliche Resonanz vorbei und ich kann durchatmen, wenn jemand wieder einmal solche Dinge sagt. Dann geht mich das nichts mehr an, ist nicht mehr mein Problem. Probiert es doch einfach aus, ihr werdet sehen, es funktioniert.

Bitte nehmt generell nicht alles so ernst, was gesagt wird, bezieht nicht alles auf euch persönlich. Andere Menschen dürfen andere Meinungen haben, ich muss diese aber nicht akzeptieren. Daher: Immer schön bei sich bleiben und immer wieder fragen: Hat das eigentlich etwas mit mir zu tun? Die Antwort wird sein: Nein, höchstens mit dem kleinen Kind in mir und das bin ich heute nicht mehr! Also mach dich auf in eine neue Gefühlswelt, in eine, in der du dich wohlfühlst. Und sollte sich wieder mal was Altes melden, lächle, sage *Grüß Gott* (grüße also das Problem) und lege es in Gottes Hände.

## INFO

### LEBER-MERIDIAN

THEMA: VERGEBUNG

Nicht vergeben können, Groll, Hass, alte Wut, alles zu viel persönlich nehmen, sehr nachtragend sein, beleidigte Leberwurst spielen

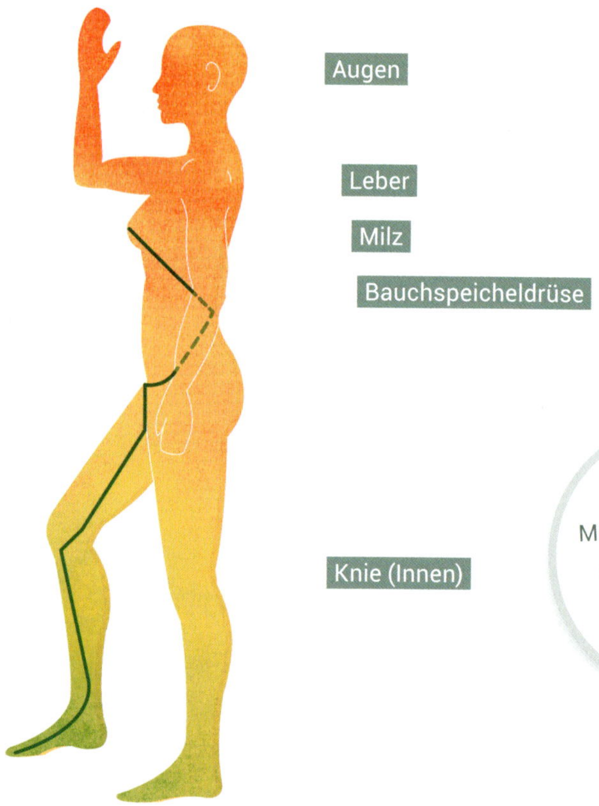


Alle Meridiane befinden sich auf beiden Körperhälften

## MENSCHEN MIT EINER LEBERSCHWÄCHE SOLLTEN:

- mit Gesprächen aufgebaut werden
- den Selbstwert und die Selbstliebe stärken
- versuchen, versöhnlicher zu werden
- nicht alles so tragisch sehen
- nicht so nachtragend sein
- nicht jedes Wort, das jemand sagt, auf die Goldwaage legen
- nicht die *beleidigte Leberwurst* spielen und trotzig schweigen
- erkennen, dass sie sich mit Ärger, Groll und Wut nur selbst wehtun ...

**Affirmation**
Ich bin glücklich, ich bin zufrieden.

## SEELENNAHRUNG

Beruhige dich mit pflanzlichen Tees, nimm das Leben, wie es nun mal ist. Sei aufgeschlossen und nimm nicht alles tragisch.

## KRÄUTER

Mariendistel, Tausendgüldenkraut, Enzian, Löwenzahn, Meisterwurz, Braunwurz, Nelkenwurz, Große Klette

## ÄTHERISCHE ÖLE

Geranie, Grapefruit, Dill, Immortelle, Zitrone, Zypresse

# Leute, kuschelt mehr!

Kuschelmeridian, wie hört sich das an? Ja, es gibt ihn, den Kuschelmeridian, sein wirklicher Name ist Dreifach-Erwärmer-Meridian und ich finde ihn äußerst interessant.

Ein Meridian, der fürs Kuscheln und für die Zärtlichkeit steht. Sinnigerweise befindet er sich am Ringfinger auf der Außenseite Richtung kleiner Finger. Am kleinen Finger gegenüber ist der Herzmeridian. Mir scheint das als schönes Beispiel, dass sich Gott schon etwas dachte, als er uns Menschen schuf. Wie sonst könnte es sein, dass genau am Ringfinger die Liebe und die Zärtlichkeit zu finden sind und gleich nebenan am kleinen Finger das Herz mit der Liebe und auf der Außenseite des kleinen Fingers der Dünndarmmeridian mit der Lebensfreude. Genial, finde ich.

Meine Seminarteilnehmer erstaunt es immer wieder, was dieser Meridian alles kann. Der Dreifach-Erwärmer ist vorrangig für unsere Körpertemperatur zuständig. Die Chinesen gaben ihm diesen Namen, weil er für Wärme sorgt und auf drei Ebenen arbeitet.

**Er besteht aus drei Teilen:** Die obere Brennkammer befindet sich in der Brust, die mittlere im Bauchraum und die untere im Beckenraum. Es handelt sich um eine Art Funktionskette. Sie geht von der Annahme aus, dass es im Körper drei Ebenen (oder Räume) gibt, in denen Energie produziert wird, die den ganzen Körper wärmt. Sie werden Erwärmer genannt. Wirklich faszinierend, wie klug unser Körper konstruiert ist und arbeitet, wie genial die Schöpfung das angelegt hat. Drei verschiedene Ebenen und jede arbeitet anders.

Der obere Erwärmer:

Er reguliert Herz und Lunge. Er steht für unseren Atem und sorgt dafür, dass Speichel und Schleim in richtiger Menge produziert und abgeführt werden.

### Der mittlere Erwärmer:

Er beeinflusst Magen und Milz. Er sorgt dafür, dass zwischen Zwerchfell und Bauchnabel der Nahrungsbrei *aufgeschäumt* wird, damit unser Essen in geordneter Form den Magen verlassen kann.

### Der untere Erwärmer:

Er reguliert die Leber, die Nieren, den Dünn- und Dickdarm sowie die Blase. Auf dieser Ebene finden die Ausscheidungen *unreiner* Substanzen statt, was dem entspricht, was man beim Stuhlgang ausscheidet. Im Bereich des unteren Erwärmers können sich heftige innere Diskussionen abspielen zwischen Gefühlen und Verstand: Was gebe ich her und was behalte ich und was ist wirklich eine unreine Substanz? Millionen von Menschen mit Verstopfung kennen das.

Der Dreifach-Erwärmer gilt in der Chinesischen Medizin als Außenminister des Feuerprinzen. Der Feuerprinz ist das Herz. Der Außenminister überwacht die körpereigene Herstellung der Energie und die Verteilung. Als Außenminister ist er dafür zuständig, Herz und Herzhülle, die für Herzlichkeit und Offenheit stehen, vor emotionalen Verletzungen zu schützen – eine sehr wichtige Aufgabe für unser Wohlbefinden.

Dieses aus der TCM stammende Konzept wurde inzwischen gut erforscht. Der Dreifach-Erwärmer wird auch der Drüsen- und Hormondrüsenmeridian genannt, da er für alle Drüsen im Körper zuständig ist.

Der Meridian verläuft vom Ringfinger über den Arm und den Nacken bis zum Kopf, neben dem Auge. Und wie wir schon wissen, wird alles, was an dieser *Leine* (Meridian) hängt, von diesem auch beeinflusst. Das fängt in diesem Fall schon im Kopf mit der ersten Drüse, der Hirnanhangsdrüse (Hypophyse), an. Die Hypophyse ist eine an der Basis des Gehirns liegende, etwa erbsengroße Hormondrüse, die vom Hypothalamus gesteuert wird. Sie ist eine sehr wichtige Drüse für unsere Hormone. Der Meridian ist aber auch für viele weitere Drüsen zuständig, vor allem für die Schilddrüse, die eine große Rolle spielt. Ich glaube, fast jede

Frau weiß, welche Beschwerden eine nicht funktionierende Schilddrüse anrichten kann. Nervosität, Stimmungsschwankungen, Ängste, Depressionen, Unlust, Trägheit und das Gefühl, zurückgesetzt zu werden. Andererseits ist auch Hyperaktivität möglich, typisch dabei ist, immer in Bewegung sein zu müssen und überperfekt sein zu wollen.

Eine wirklich erzählenswerte Geschichte ist die des 12-jährigen Maximilian. Er wog in diesem Alter bereits über 80 Kilogramm und war total verzweifelt. Er konnte machen, was er wollte, sein Gewicht schien so richtig an ihm zu kleben. Er saß in der Praxis und ich habe mit der Einhandrute gemessen, und siehe da, die Schilddrüse zeigte an. Das heißt nicht, dass die Schilddrüse medizinisch gesehen krank war, ich messe *immer* lediglich die *Energie* der Organe. So sehe ich oft schon vor einer Manifestation, also, bevor eine Erkrankung entsteht, dass hier ein Energieausgleich stattfinden sollte. Dieser war auch bei Maximilian nötig. Hier war eine schnelle Hilfe wirklich möglich, denn für eine schwache Energie der Schilddrüse gibt es sehr gute Naturheilmittel.

Beim nächsten Besuch in der Praxis trug Max ein T-Shirt, das bereits eine Kleidergröße kleiner war. Natürlich musste er beim Essen weiterhin aufpassen, aber das kannte er ja schon, das war ihm nicht neu. Seine Freude war groß, weil er merkte, dass durch das Einrichten der Schilddrüse auch der Hunger nicht mehr so groß war wie zuvor. Er bekam auch eine *Hausaufgabe*: Er musste ab sofort den Meridian täglich massieren und streicheln. Das heißt, den Ringfinger immer wieder links und rechts massieren.

Als Nächstes folgt die Bauchspeicheldrüse, auch sie liegt am Weg des Meridians. Ist diese sehr wichtige Drüse nicht ausgeglichen und hat sie daher zu viel oder zu wenig Energie, leiden wir vielleicht unter der Zuckerkrankheit, haben Ängste vor der Zukunft und denken daher ständig, was wohl als Nächstes kommt. Die Bauchspeicheldrüse ist unsere Vertrauensdrüse. Wenn ich ausgeglichen bin, habe ich gesundes Vertrauen und denke nicht sorgenvoll an die Zukunft. Bin ich aber voller Sorge, reagiert die Bauchspeicheldrüse. Sie möchte, dass wir vertrauensvoll durchs Leben gehen und die Süße des Lebens genießen. Das deshalb, weil sie ja das Insulin für den Zucker regelt.

Zuckerkranke sind oft wirkliche Kontrolleure, viele haben kein Vertrauen und deshalb können sie auch die Süße des Lebens nicht genießen. Oft hamstern sie Lebensmittel, immer sind Kühlschränke und Vorratskammern gefüllt. Viele Menschen mit Bauchspeicheldrüsenproblemen haben enorme Angst vor dem, was passieren könnte.

**Sie planen das ganze Jahr im Voraus:** Was sie unternehmen wollen, was zu tun ist, was sie zu Geburtstagen und Weihnachten schenken wollen. All das ist ihnen überhaupt nicht bewusst. Sie brauchen die Gleichförmigkeit und können unruhige Zeiten wie etwa die Corona-Pandemie ganz schlecht ertragen. Wenn man sie fragt. „Machst du dir Sorgen um deine Zukunft?", kommt es wie aus der Pistole geschossen: „Ja sicher, und wie! Wie soll das bloß weitergehen?" Sie glauben, dass sich jeder Mensch ebenso solche Sorgen macht wie sie selbst.

Zum Kuschelmeridian gehört auch unsere Nebenniere. Sie ist unsere Stressdrüse, die Adrenalin produziert. Hast du schon einmal von der Wochenendkrankheit gehört? Viele Menschen leiden gerade am Wochenende unter Kopfschmerzen. Da freut man sich auf das wohlverdiente Wochenende und dann macht einem wieder einmal Migräne einen Strich durch die Rechnung. Die ganze Woche Arbeit und Stress, und dann gibt es statt Entspannung und Ruhe eine grässliche Migräne. Warum ist das so? Weil am Wochenende der Stress weniger wird. Die ganze Woche über schüttet die Nebenniere Adrenalin aus und am Samstag auf einmal gibt es keinen Stress mehr. Die Nebenniere reagiert verwirrt und schickt das Adrenalin in den Kopf – die Migräne ist da.

Die Hormone all dieser Drüsen haben natürlich auch sehr viel mit unseren Gefühlen zu tun. Deshalb heißt dieser Meridian auch Kuschelmeridian. Er ist auch für unser Zärtlichkeitsempfinden zuständig und für die Liebe – auch für die Liebe zu uns selbst. Dieser Meridian ist auch der Erwärmer für unsere Körpertemperatur. Wir fühlen uns nur wohl, wenn wir gut durchgewärmt sind.

Genau das ist die Aufgabe dieses Meridians, der zudem der Nachbarmeridian des Herzmeridians ist – es passt einfach alles zusammen.

Ein weiterer Aspekt:

Der Meridian geht direkt durch Innen- und Außen-Ohr und könnte eine Rolle spielen, wenn man Probleme mit den Ohren hat. Auch hier kann man mit der Stärkung des Meridians oft Linderung verschaffen.

**Fassen wir zusammen:**
Der Dreifach-Erwärmer sagt: *Liebe Leute, kuschelt mehr, lebt ein Leben, das euch erwärmt, und lebt eure Gefühle.*

Und wie schaffen wir das? Am besten wäre es, wir könnten unsere Mitmenschen so nehmen, wie sie nun einmal sind. Es wäre sicher auch hilfreich, wenn wir nicht immer in andere etwas hineininterpretieren, was sie eventuell über uns denken könnten. Vielleicht sollten wir auch manchmal versuchen, nicht immer perfekt sein zu wollen. Viele Arbeiten und auch viel Verantwortung könnten wir vermutlich abgeben, wenn wir alles ein bisschen lockerer sehen würden.

Dazu bitte den Ringfinger, am besten alle Finger, immer wieder seitlich reiben. Seitlich deshalb, weil immer links und rechts von jeder Fingerseite ein Meridian läuft.

Ich finde es megaspannend, wie die Dinge in unserem Körper zusammenhängen, ich hoffe sehr, ich kann dich damit auch begeistern. So wünsche ich, dass du deinen Körper mit neuen Augen sehen kannst und wirklich immer wieder *Danke* sagst für dieses Wunderwerk, das wir vom lieben Gott geschenkt bekommen haben.

## INFO

### DREIFACHERWÄRMER-MERIDIAN

THEMA: HORMONE
Auch *Kuschelmeridian* genannt. Steht für alle Drüsen und für die Zärtlichkeit. Ist für die Körperwärme zuständig.

Kalte Hände und Füße, aber auch zu heiße Füße und Hände. Alle Schilddrüsenbeschwerden, nervös, gereizt, perfektionistisch

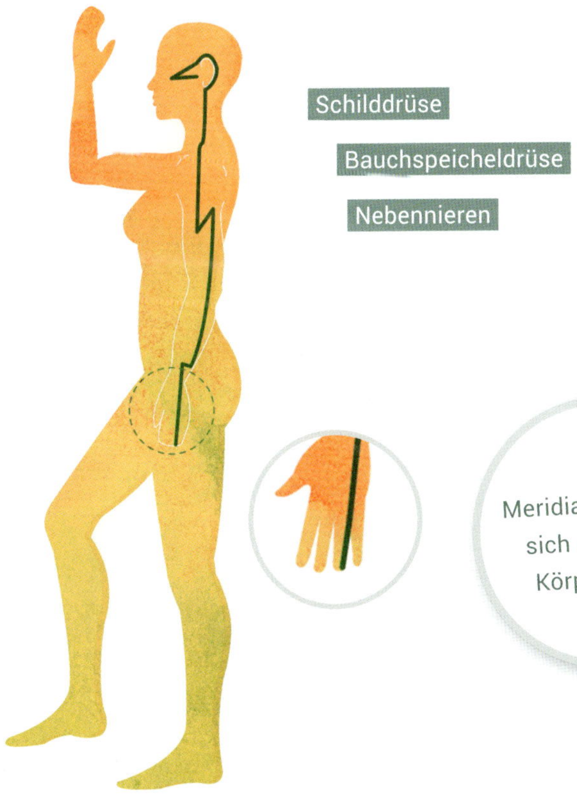


Alle Meridiane befinden sich auf beiden Körperhälften

## DER DREIFACH-ERWÄRMER, AUCH KUSCHELMERIDIAN GENANNT, SAGT: *KUSCHELT MEHR UND SUCHT DIE WÄRME IN EUCH SELBST*

- Fühlst du dich in dir wohl?
- Findest du dich oft unperfekt?
- Kannst du alles gut verdauen?
- Hast du oft kalte Hände und Füße

- Sei *kuschelig* zu dir selbst
- Lasse die Perfektion links liegen
- Lass die Freude in dein Leben

**Affirmation**
Ich bin hoffnungsfroh – leicht und beschwingt

## SEELENNAHRUNG

Sei zärtlich zu dir selbst, sage nicht sofort JA, wenn du gebraucht wirst, überlege vorher: Will ich das jetzt? Hat es mit mir zu tun?

## KRÄUTER FÜR DIE SCHILDDRÜSE

Baldrian, Tausendgüldenkraut, Engelwurz, Kalmus, Eibisch

## KRÄUTER FÜR DIE NEBENNIERE

Ginseng, Rosenwurz

## ÄTHERISCHE ÖLE*

Geranie, Spearmint (Grüne Minze), Myrrhe, Myrte, Fenchel, Geranie, Muskatellersalbei, Schwarzer Pfeffer

# Wenn die Lunge trauert

Es gibt das Phänomen, dass viele Menschen lungenkrank werden, obwohl sie nie geraucht haben. Ich frage diese Klienten meist: „Kann es sein, dass du traurig bist?“ Und fast immer nicken sie. Ich finde, das ist durchaus ein Thema, dem man sich näher widmen sollte.

Die Meridiane Dickdarm, Lunge und Haut sind Geschwister. Es sollte allen dreien gut gehen. Das heißt, die Energie sollte in diesen Lichtbahnen gut und stark fließen. Die Meridiane beeinflussen sich gegenseitig, wie man etwa an Darm und Lunge beobachten kann.

Ich finde es immer wieder beeindruckend, wie klar uns der Körper etwas sagen will. Sehr viele Menschen haben beispielsweise Probleme mit der Verdauung. Aber warum, was schwächt den Darm? Abgesehen von der Ernährung spielen unsere Gedanken eine sehr große Rolle. Der Darm sieht dem Gehirn sogar ähnlich. Die kreisenden Gedanken, die viele Menschen tage- und nachtelang quälen, lassen auch unseren Dickdarm nicht kalt. Er denkt sozusagen mit. Auch beim Loslassen spielt er eine Rolle. Und genau dieses Loslassen fällt vielen Menschen unheimlich schwer. „Das Teil funktioniert doch noch, das kann man vielleicht noch einmal brauchen!“, höre ich ringsherum. Genau damit beginnt das Dilemma.

**Viele können nicht loslassen:** nicht von alter Kleidung, nicht von altem Gerümpel, nicht von unbrauchbaren Gedanken und schon gar nicht von einem geliebten Menschen.

Dieses Klammern, Anhaften und Festhalten zeigt sich nicht nur im Dickdarm, sondern in der Folge auch in der Lunge. In diesem Organ, sagt die Traditionelle Chinesische Medizin, lagert sich die Trauer ab. Hier findet man jene Aspekte, die man nicht angenommen hat, die man unbewusst nicht akzeptieren kann. Wären sie mir bewusst, könnte ich daran arbeiten, aber wer denkt wirklich dran, dass er immer noch leidet, dass seine Mutter gestorben ist und er das unbewusst einfach nicht akzeptieren und damit auch nicht verarbeiten kann. Bei einer solchen Konstellation schreit die Lunge auf und zeigt alle möglichen Beschwerden, bis hin zum Krebs. Ganz oft beginnen die Probleme im Darm und wandern dann weiter in die Lunge.

**Erinnern wir uns:** Die Meridiane Dickdarm, Lunge und Haut sind Geschwister.

Hier nun eine sehr beachtenswerte Geschichte einer Klientin, die den Zusammenhang von Haut und Lunge aufzeigt:

Nana, 44 Jahre alt, war an Hautkrebs erkrankt. Als sie zu mir in die Praxis kam, war der Krebs bereit in die Lunge gewandert. Sie hatte 52 Lungenmetastasen, hauptsächlich links, eine am linken Sehnerv und eine an der linken Nebenniere. Ich habe sie ganz offen gefragt, ob es sein kann, dass sie schon sehr lange Zeit traurig ist. Und ob das mit einer Frau zusammenhängt. Denn bei Nana zeigte sich die Erkrankung auf der linken Körperhälfte und wenn die linke Seite betroffen ist, wird das der weiblichen Seite zugeordnet. Das heißt, dass in so einem Fall entweder eine andere Frau im Spiel ist oder dass es Probleme mit der eigenen Weiblichkeit gibt (die rechte Körperhälfte ist dagegen der männlichen Seite zugeordnet).

Auf meine Frage hin sind bei Nana sofort die Tränen geflossen: „Ja, meine Mama ist vor über 20 Jahren bei einem Unfall ums Leben gekommen. Jeder sagt, ich soll loslassen, ich weiß aber nicht wie!"

Ich habe sie dann gemäß dem sogenannten *Lebenskalender* nach Horst Krohne behandelt. Man könnte laut Erich Körbler auch *Psychomeridian* dazu sagen, es ist ein Meridian, der von der Mitte der Schädeldecke bis zum Nacken reicht. Hier sind mittels der Einhandrute alle Schocks unseres Lebens abzulesen. Der Klient muss sich nicht an diesen Schock oder dieses Trauma erinnern. Mit Handauflegen und der Bitte um geistige Unterstützung (zum Beispiel Beten) geschieht, was für den Klienten wichtig ist. Ich weiß, das kann sich für manche komisch anhören, aber meist bleibt der Erfolg nicht aus. Horst Krohne hat ein ganzes Buch über diese Behandlungsmethode geschrieben (Titel: *Geheimnis Lebenskalender*).

Bei Nana hat diese Behandlung sehr gut funktioniert. Sie erzählte mir später, dass die jahrelange Weinerei seitdem aufgehört hat. Zuvor hatte die Erwähnung der Mutter schon ausgereicht, dass ihr die Tränen kamen. Drei Wochen später habe ich eine Nachricht bekommen: „Liebe Edeltraud, ich war gestern in Wien zur Therapie und Kontrolle und stell dir vor, von den 52 Metastasen auf der Lunge sind nur mehr neun zu sehen!" Drei Monate später war sie vollkommen gesund. Nicht einmal zwei Jahre später lief sie beim Frauenlauf mit. Das ist ein typisches Beispiel, wie sich Trauer, die nicht verarbeitet wird, auswirken kann.

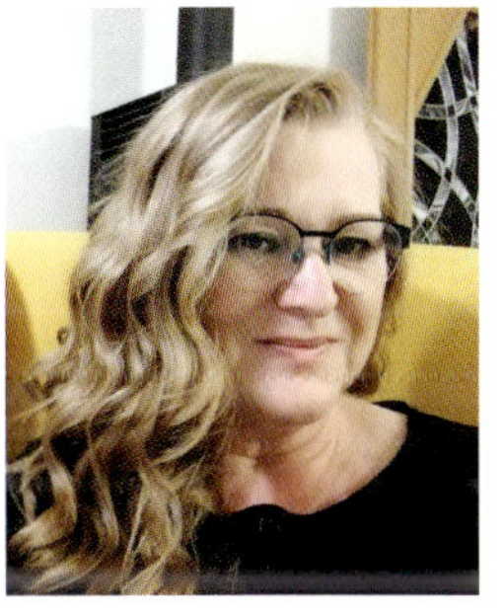

**Nana sagt heute:** Wie es mir geht, ist kurz erklärt, ich bin seit fast 6 Jahren immer noch komplett frei von Metastasen. Außerdem völlig schmerzfrei, gesund und fit.

Ich bin zutiefst dankbar für meine Gesundheit, aber auch für die Menschen und Erfahrungen, die in mein Leben gekommen sind, allen voran deine Hilfe.

*Liebe Grüße aus dem Mostviertel*
*Nana*

Der Funktionskreis Lunge/Dickdarm soll dafür sorgen, dass genügend Abwehrenergie gebildet wird. Diese Energie zirkuliert in der Haut, welche ebenfalls dem Funktionskreis der Lunge zugeordnet wird. Jeder von uns kann diesen Funktionskreis ganz einfach stärken: Ein richtiges Lungentonikum ist es, wenn man die Räume immer ausreichend lüftet und für genügend Luftfeuchtigkeit sorgt. Aus Nahrung und Atemluft erzeugt der Körper Energie, die ihn vital und fit hält. Wir alle achten viel zu wenig auf ausgeglichene Atmung. Wir atmen viel zu flach und meist nur in den Brustkorb hinein und nicht auch in den Bauch.

**Übe dich im gesunden Atmen:** einfach stillsitzen, bewusst einatmen und vollständig ausatmen.

Wichtig ist auch Bewegung – jeden Tag raus an die frische Luft! Auch wenn es kalt ist, denn gerade die kalte Luft wirkt abhärtend und stärkt unsere Abwehr. Es reichen bereits 15 Minuten am Tag.

**Und noch einmal:** Du stärkst diesen Kreislauf, wenn du dich mit Traueraspekten auseinandersetzt und dich von Dingen oder Menschen verabschiedest, die nicht mehr in deine Gegenwart gehören. Das muss nicht immer einen Todesfall betreffen, es kann auch sein, dass es Freunde sind, die nicht mehr in das Leben passen, oder Berufskollegen, die du nicht mehr sehen kannst.

Solche Beispiele erzähle ich deswegen, weil ich aufzeigen möchte, dass, wenn man eine gute *Werkzeugkiste* des Wissens hat, man sehr rasch reagieren kann. Bei Nana ist mir zugutegekommen, dass ich sehr genau wusste, wofür die Organe im geistigen Bereich stehen. Der Kreislauf Lunge-Haut-Dickdarm zeigte mir sofort, Lunge/Trauer, Dickdarm bedeuten, nicht loslassen zu können. Oft beginnt es mit der Haut: Man fühlt sich in seiner Haut nicht mehr wohl, vielleicht ist man zu dünnhäutig.

Deshalb finde ich es so wichtig zu schauen, wie der Körper, die Organe und die Meridiane mit uns sprechen. Mit diesem Wissen kann man bei ganz vielen Beschwerden wie in einem Buch lesen, was dahintersteckt. Dieses Wissen ist für jeden Interessierten leicht erlernbar.

## INFO

### LUNGEN-MERIDIAN

THEMA: TRAUER
Toleranz, Trauer nicht verarbeiten können, Enge, zu nahe kommen, toleranter werden.

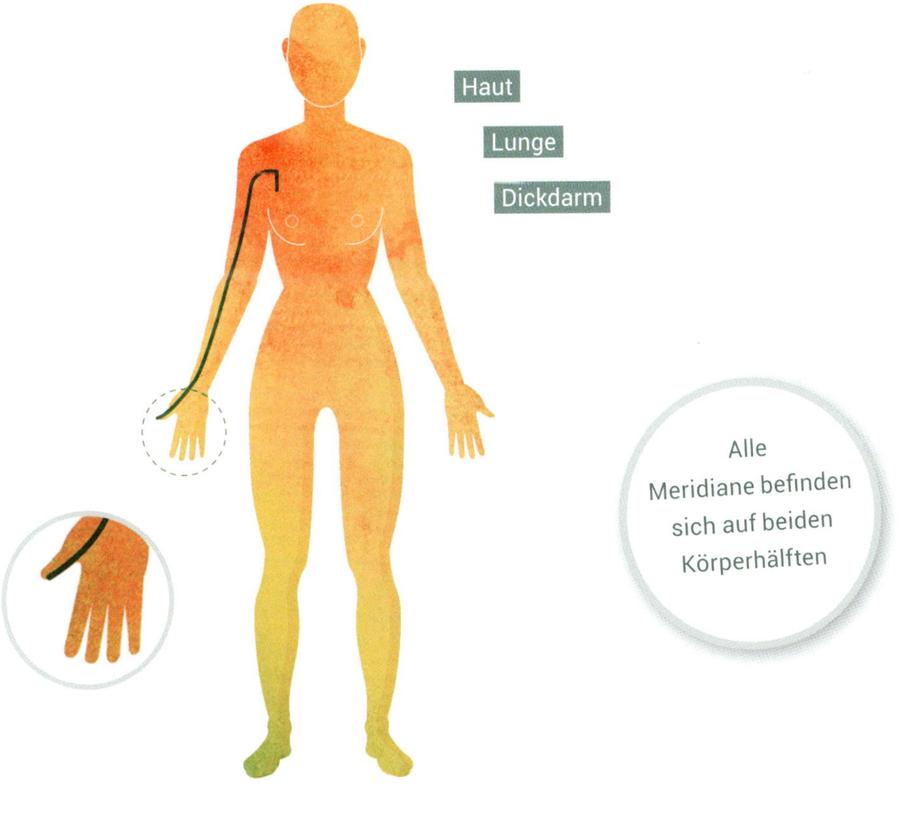

## DIE LUNGE SAGT:
## *ATME FÜR DICH UND LEBE!*

- Wo nimmst du dir den Atem?
- Wo bist du „oberflächlich"?
- Nimmst das Leben zu ernst?
- Wo stellst du dich nicht ins Zentrum deines Lebens?
- Zweifelst du an deinen unbegrenzten Möglichkeiten?

Schneide dich nicht vom Göttlichen ab, vertraue auf deine Fähigkeiten.

**Affirmation**
Ich bin tolerant

## SEELENNAHRUNG

Gib dir genug *Luft* zum Atmen. Freu dich des Lebens. Tu dir was Gutes. Sei traurig und dann lass los.

## KRÄUTER

Meisterwurz, Alant, Holler, Huflattich, Thymian, Kapuzinerkresse, Lungenkraut

## ÄTHERISCHE ÖLE

Myrrhe, Ravensara (Ravintsara), Rosmarin, Radiata, Eukalyptus Globulus, Thymian, Weihrauch, Oregano, Myrte

# Vertraue dir und dem Leben (Bauchspeicheldrüse)

*Vertrauen ist gut, Kontrolle ist besser* – ein Spruch, den ich überhaupt nicht mag. Leider begleitet er viele Menschen tagtäglich, die nicht vertrauen können. Aber warum haben die einen dieses Problem – ich bezeichne es bewusst als Problem – und andere nicht? Warum sind wir nicht *alle* Kontrollfreaks? Warum sind manche sehr vertrauensselig und andere kein bisschen? „Wie kannst du *dem* vertrauen? Du kennst ihn doch gar nicht?" Auch ich selbst hörte solche Fragen oft zu Hause, speziell von meiner Mutter. Heute würde ich antworten: „Weil ich einfach an das Gute im Menschen glaube, deshalb weiß ich, dass ich vertrauen kann!"

Aber wenn dem nicht so ist, wenn ich nicht an das Gute glauben kann, dann ist Vertrauen sehr schwer zu erreichen. Wie alles im Leben hat natürlich auch das seinen Grund. Jeder von uns hat seine Lernaufgaben, Vertrauen zu lernen ist eine der schwierigeren Aufgaben.

Zu vertrauen ist vor allem dann sehr schwer, wenn im Hinterkopf immer ein kleines Männchen sitzt und flüstert: „Glaub das nicht, das könnte auch ganz anders sein?" Oder: „Die meinen es doch gar nicht gut mit dir!" Oder: „Kann das stimmen, was dir da eingeflüstert wird?"

Wie soll man dieses Männchen zum Schweigen bringen, wenn man schon von Kindesbeinen an gehört hat: „Traue niemanden, die Welt ist schlecht!", oder „Überprüfe alles, schau immer, ob alles seine Richtigkeit hat! Kontrolle ist das halbe Leben!".

Natürlich gibt es zu diesem Thema auch ein Organ, das uns anzeigt, wo hier der Hase im Pfeffer liegt, und das ist die Bauchspeicheldrüse. Sie ruft uns zu: „Vertraue *dir* und dem *Leben*! Vertraue auf dein tiefstes Selbst, auf deine innere Autorität, die dich immer mit Nahrung versorgt."

Wie fühlt sich das an? Denkst du vielleicht: Meine Güte, wie soll das gehen?

***Ja, es ist eine wirklich schwierige Aufgabe.***

Die bekannteste Störung der Bauchspeicheldrüse ist Diabetes, die Zuckerkrankheit. Man sagt, da fehlt die Süße des Lebens. Das ist eigentlich ganz logisch, denn wie soll ich die Süße des Lebens erleben, wenn ich kein Vertrauen habe und ständig im Zweifel bin, ob ich alles richtig mache und ob mir die anderen gut gesinnt sind?

Menschen mit einer Schwäche der Bauchspeicheldrüse sind zu 90 Prozent Sammler; sie horten Dinge.

**Ein Beispiel:** Ihr Kühlschrank ist immer voll. Es könnte ja spontan jemand zu Besuch kommen und sie könnten zu wenig zu essen zu Hause haben. Sie sind Planer und sind immer gerüstet, für alles.

Schauen wir doch einmal, wofür wir unsere Bauchspeicheldrüse auf der körperlichen Ebene haben: Hauptaufgabe der Bauchspeicheldrüse ist die Produktion von Verdauungsenzymen und Verdauungshormonen. Die Hormone der Bauchspeicheldrüse werden direkt in das Blut abgegeben (sogenannte endokrine Sekretion). Unter Enzymen versteht man Eiweiße, die aktiv in der Lage sind, Nahrungsmittel zu zerlegen und sie für die Nahrungsaufnahme vorzubereiten. Die Bauchspeicheldrüsenenzyme werden in den Darm abgegeben, um die aufgenommene Nahrung zu verdauen.

Man sieht, die Bauchspeicheldrüse ist sehr wichtig, wir sollten sie hegen und pflegen. Das gelingt sowohl mittels ausgewogener Ernährung, aber auch durch richtiges Denken. Alle unsere Organe reagieren sehr gut auf unsere Gedanken. So auch die Bauchspeicheldrüse. Hier einige Fragen, die uns helfen, besser mit unserer Bauchspeicheldrüse zu kommunizieren.

- Wovor hast du Angst?
- Wo kontrollierst du dich und andere?
- Warum vertraust du dir und dem Leben nicht?
- Gibt es immer wieder Angst vor der Zukunft?
- Fühlst du dich in dir wohl?
- Bist du in dir *präsent*?
- Sind deine Gedanken bei dir oder immer bei jemand anderem?

Die Bauchspeicheldrüse befindet sich in unserer Leibesmitte. Dort sollte es warm und gemütlich zugehen. In dieser Region sitzen auch unsere Selbstliebe und unser Selbstvertrauen. Hier ist die goldene Sonne zu Hause. Es ist unser Drittes Energiezentrum, welches bestimmt, wie wir das Leben und die Eindrücke des Lebens verdauen.

Bei diesem Thema spielen wieder die Gedanken und die Nahrung in Kombination eine Rolle. Wir müssen verdauen, was wir essen, aber auch verdauen, was wir denken. Und ganz ehrlich, auch ich kann so manches, was in meinem Kopf herumschwirrt, sehr schwer verdauen.

Die Frage ist, warum machen wir uns immer Gedanken und Sorgen um andere? Sollen wir das Leben anderer ständig beeinflussen? Können wir beispielsweise irgendetwas tun, wenn sich ein geliebter Mensch einbildet, uns zu verlassen und weit weg ziehen zu müssen? Ja, wir können ihm alles Gute wünschen und ihm gedanklich vielleicht einen Schutzengel mitgeben.

Ich hatte einmal eine Mutter als Klientin, die sich große Vorwürfe machte, weil sie ihre Tochter fast gezwungen hatte, nicht von zu Hause wegzuziehen. Die Tochter wollte mit ihrem Mann in dessen Heimatort übersiedeln, der rund 100 Kilometer entfernt lag, aber die Mutter setzte mit allen Mitteln durch, dass die beiden direkt neben ihrem Haus bauten. Die Beziehung scheiterte, sie ließen sich scheiden.

Und nun macht sich die Mutter Vorwürfe. Sie leidet zudem an Diabetes. Ihr Kontrollzwang war stärker als die Vernunft. Diese Mutter hat alle ihre Kinder rund um ihr eigenes Haus bauen lassen, aus Angst, die Kontrolle über sie zu verlieren.

Solch einen Kontrollverlust möchten Menschen mit Bauchspeicheldrüsenproblemen unbedingt vermeiden. Ich kann mir vorstellen, wie kräfteraubend das alles für diese Menschen sein muss. Immer sind sie am Planen und Kontrollieren, immer haben sie Angst, dass hoffentlich nichts passieren wird. Noch dazu soll niemand etwas von ihrem Kontrollzwang mitbekommen – unter welcher Anspannung das alles stattfinden muss!

*Was kann man tun, damit das Leben lockerer und leichter wird?*

In einem Vortrag habe ich ein erstaunliches Erlebnis gehabt. Es handelte sich um eine Veranstaltung des Katholischen Bildungswerkes, das erwähne ich deshalb, weil in diesem Fall der Glaube eine Rolle spielt. Es war eine super Veranstaltung, das Publikum hat gut mitgewirkt. Als ich den Ratschlag gab: „Bitte macht es doch *einfach*. Legt die Sorgen und alles, was euch belastet, doch in Gottes Hände! Dazu ist er doch da!", wirkten einige sehr erstaunt. Ich hatte eigentlich erwartet, dass gerade dieses Publikum den Sinn meiner Worte verstehen würde. Aber so war es nur zum überwiegenden Teil. Einige meinten jedoch: „Man kann es sich doch nicht so einfach machen!"

Doch – genauso einfach ist es. Wir sind es, die es uns schwermachen. Wir tragen Kreuze, die nicht uns gehören. Heliamus Raimund Stellmach, ein Referent unserer Seminare, hat schon vor 20 Jahren gesagt: „Trag *dein* Kreuz, das reicht, trag nicht die Kreuze der anderen auch noch mit!"

Auch das Leben selbst sieht das wohl so. Ich bin überzeugt davon: Wir sind auf der Welt, um glücklich zu sein! Das ist der Kernpunkt, der auch für unsere Organe gilt.

**Meine Erkenntnis:** *Ich muss lernen, mich in mir wohlzufühlen, die Sonne in mir aufgehen zu lassen. Wärme zu mir selbst entwickeln.*

**Dazu kann ich mich immer fragen**: Hat das, was ich gerade denke, rede und sehe, mit mir etwas zu tun? Wenn nicht, dann weg damit! Oder denke ich schon wieder nach, was ich noch besser machen hätte können?

Vor Kurzem las ich einen guten Spruch: *Wenn dich die Vergangenheit anruft, geh nicht ran, sie hat dir nichts Neues zu sagen!* Genau, das stimmt! Das In-der-Vergangenheit-Graben, das Sich-Fragen, was gewesen wäre, wenn, bringt wirklich gar nichts.

Immer wenn das passiert, rufe dich in die Gegenwart zurück. *Jetzt* leben wir, nicht gestern und nicht morgen.

Vielleicht fragst du dich jetzt, warum du nicht an die Vergangenheit denken sollst, wo doch fast alles damit zu tun hat. Das stimmt zwar, aber ich meine das ständige Nachdenken über Altes, das sollte man vermeiden. Solche Fragen wie: Warum habe ich damals das so gemacht und nicht anders; oder Gedanken, dass die Kindheit so schwer war. Damit holt man die Schwere erneut hervor.

Hat man aber ein Problem, womit man immer wieder konfrontiert wird, dann ist es wichtig, das auftauchende Gefühl auch wirklich zu fühlen, um zu erkennen, woher es kommt. Das ist kein Vergangenheitsdenken, sondern ein Hineinfühlen, um das Gefühl zu erlösen.

Halten wir uns vor Augen, dass wir es sind, die unsere Gedanken kontrollieren. Wir sind es selbst, die uns runterziehen oder hochheben können. Denken wir an Menschen, denen offensichtlich immer die Sonne scheint. Was machen die anders? Vielleicht nehmen sie das Leben leichter? Vielleicht denken diese Menschen nicht über alles so lange nach? Vielleicht nehmen sie das Leben einfach so, wie es kommt?

Der Spruch von Helmut Gebhard, einem deutschen Sänger, ist immer wieder aktuell:

> *„Gedanken sind Flügel oder Schranken,*
> *sie können uns ein Aufwind sein –*
> *aber auch ein Klotz am Bein!“*

Auf alle Fälle ist es wert, diese glücklichen, vertrauensseligen Menschen genauer zu beobachten und ihre Gesellschaft zu suchen. In Gesellschaft solcher Menschen kann man erstens viel lernen und zweitens hebt sich die Stimmung sofort.

## INFO

### MILZ-PANKREAS-MERIDIAN

THEMA: VERTRAUEN
Zukunftsangst. Es fehlt die Süße des Lebens, ich kontrolliere ständig, weil das Vertrauen fehlt. Sorgenvolles Vorausdenken, für jede Situation gerüstet.

THEMA: MILZ
Verbindung von Vernunft und Gefühl. Die Mitte finden.

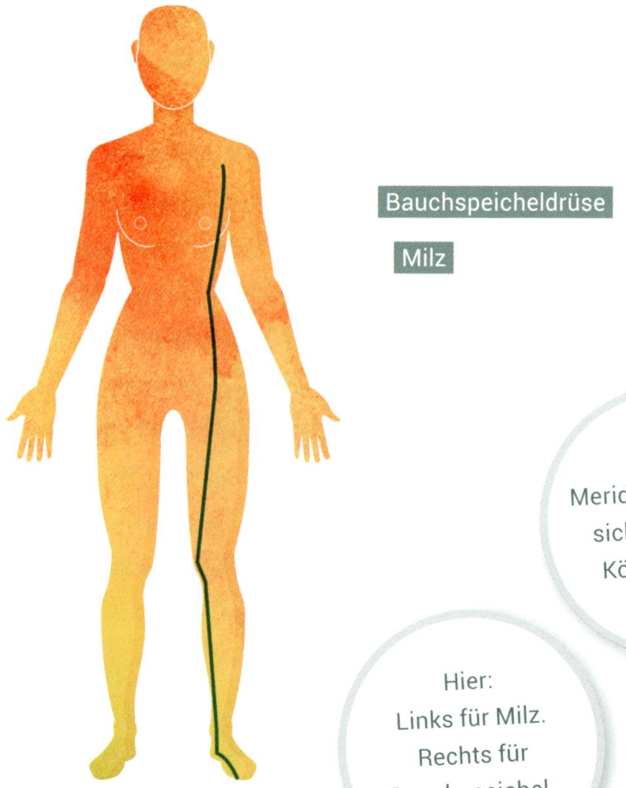


Alle Meridiane befinden sich auf beiden Körperhälften

Hier: Links für Milz. Rechts für Bauchspeicheldrüse

## DIE BAUCHSPEICHELDRÜSE RUFT: *VERTRAUE DIR UND DEM LEBEN*

- Glaubst du immer, du musst für alles gerüstet sein?
- Glaubst du, jeder meint es schlecht mit dir?
- Hast du Angst, du könntest etwas nicht schaffen?
- Fühlst du dich manchmal sehr verlassen?

**Affirmation**
Ich glaube und vertraue auf meine Zukunft.

## SEELENNAHRUNG

Fange an, dir und anderen zu vertrauen. Sei dir selbst was wert und glaube an dich. Denke an etwas Schönes, wenn dich die Sorgen überrollen.

## KRÄUTER FÜR DIE SCHILDDRÜSE

Alant, Topinampur, Storchenschnabel, Zimt, Meisterwurz

## ÄTHERISCHE ÖLE

Geranium, Ocotea, Dill, Koriander

# Bin ich vernünftig oder höre ich auf mein Gefühl?

**Frage dich doch einmal:** Bist du ein vernünftiger Mensch oder hörst du mehr auf dein Gefühl? Oder ist dir das gar nicht möglich, weil du glaubst, unbedingt vernünftig sein zu müssen?

Vernunft gegen Gefühl? Oder Vernunft *mit* Gefühl? Geht das überhaupt?

Beides sind wichtige Pfeiler in unserem Leben. Aber wann setzen wir was ein? Wann folgen wir unseren Gefühlen und wann hat Vernunft Vorrang? Bei diesen Fragen tritt die Milz als Vermittlerin auf. Sie ruft regelrecht:

*Finde das Gleichgewicht zwischen Gefühl und Vernunft.*

Wenn man bedenkt, wie oft in der Medizin eine Milz entfernt wird, und man glaubt, dass man sie ohnehin nicht braucht, dann komme ich ins Grübeln. Denn jedes Organ hat seine Bedeutung und seine Aufgabe. Auch die Milz. Medizinisch ist die Milz äußerst wichtig für unser Immunsystem, außerdem scheidet sie – unter vielem anderem – überalterte Blutplättchen aus.

Im Geistigen symbolisiert die Milz das Gleichgewicht zwischen Gefühls- und Vernunftanteil, zwischen dem Männlichen und dem Weiblichen, zwischen Körper und Geist.

Schauen wir uns das anhand eines Beispiels an. Du kennst sicher Menschen, die scheinen in den Wolken zu schweben, haben tausend Ideen, aber irgendwie gelingt es ihnen nie, diese umzusetzen. Sie sind voll Begeisterung, haben Pläne, können sogar andere davon begeistern, doch dann verläuft alles im Sand. Sie sind zu sehr im Denken verhaftet und bringen ihre Ideen und Visionen in keine Form.

Die Milz bildet die wichtigste Energie für das Immunsystem. Jeder, der keine Milz hat, könnte eine Schwäche mit dem Immunsystem bekommen. Autoimmunerkrankungen sind auch immer mit der Milz verbunden.

Ein gesunder Milzmeridian soll uns sagen: *Hallo, komm auf die Erde zurück!*

Über solche Menschen sagt man oft: *Typisch! Immer groß reden, aber nichts dahinter. Ja, hat der denn gar keine Vernunft? Der spinnt ja!*

Andere wiederum, die packen an, sind tatkräftig und reden nicht lange herum. Das sind die Macher. Sie sind die Vernünftigen, die sagen: *Man muss auf der Erde bleiben. Da spielt die Musik!* Diese Menschen wiederum kennen das Fantasieren und das Träumen nicht.

Beide Ausprägungen, die Träumer und die Tatmenschen, sind nicht im Gleichgewicht. Der eine bräuchte ein bisschen mehr Erdung, der andere sollte das Leben einfach ein bisschen leichter nehmen.

Der irische Schriftsteller George Bernard Shaw, der 94 Jahre alt wurde, sagte:

„Der vernünftige Mensch passt sich der Welt an. Der unvernünftige Mensch besteht darauf, dass sich die Welt nach ihm zu richten hat. Deshalb hängt jeder Fortschritt von unvernünftigen Menschen ab."

Da hatte er schon recht, der George Bernard Shaw. Menschen, die sich in den Augen anderer oft unvernünftig verhalten, werden oft abgestempelt: „Der mit seinem Spleen!" Damit meint man einen Menschen mit einer gewissen Verrücktheit und seltsamen Ideen. Nun, im Englischen heißt die Milz Spleen! Diesen Zusammenhang finde ich sehr interessant.

Vernunft hat viel mit Ja- oder Neinsagen zu tun. Es hört sich besser an, wenn man sagen kann: „Ich habe aus Vernunft *Ja* gesagt!" Aber wie schaut es mit dem Gefühl aus, kommt es dabei nicht zu kurz?

Ein Beispiel:

Wie fühlte sich das Herz, als das lange geplante Konzert, ein richtiger Herzenswunsch, der Vernunft zum Opfer fiel, weil man in letzter Minute auf das Kind der Tochter aufpassen sollte?

Eines ist sicher, an die Vernunft zu appellieren, bringt oft Erfolg. Denn wer will nicht als vernünftig gelten? Vernunft ist hoch angesehen. Wer kennt den Satz nicht? „Mit dir kann man – Gott sei Dank – vernünftig reden." Das zu hören wärmt das Herz. Der Pferdefuß ist: Der Vernünftige gibt wieder nach oder vermeidet es, für die eigenen Bedürfnisse einzustehen. Die Vernunft kann auch als Ausrede dienen, sich nicht um die eigenen Wünsche zu kümmern.

**Frage dich sich in solchen Situationen:** Bin ich mir treu geblieben? War es wirklich mein Wunsch, *vernünftig* zu sein? Oder wollte ich als die Brave dastehen oder als der Besonnene, auf den immer Verlass ist?

Für unsere Beziehungen – sei es in der Partnerschaft oder auch in Freundschaften – ist es wichtig, dass jeder seine eigene Person und die eigenen Bedürfnisse und Freiheiten leben und befriedigen darf. Und zwar ohne befürchten zu müssen, nicht mehr geliebt und anerkannt zu werden.

Ein Beispiel:

Seit über 40 Jahren fahre ich regelmäßig mit meiner Schwägerin Johanna eine Woche auf Damenurlaub. Wir buchen immer Einzelzimmer, damit jeder seinen Freiraum hat. Wir machen viel gemeinsam, aber einiges auch alleine. Sie schläft gerne länger, also frühstücke ich allein. Wir freuen uns, wenn wir gemeinsam etwas unternehmen und am Abend das herrliche Menü genießen. Aber keine ist beleidigt, wenn die andere sagt: „Heute möchte ich meine Ruhe haben." Weil wir uns diese Freiheiten zugestehen und nicht beleidigt sind, wenn die andere ihren Freiraum beansprucht, tut uns dieser Urlaub Jahr für Jahr immer mehr als gut.

Heute ist so ein Urlaub unter Freundinnen vielleicht eine Selbstverständlichkeit, aber vor 40 Jahren war das gar nicht so leicht, ohne Familie alleine zu verreisen. Wir hatten ja noch kleine Kinder. Die ersten Male waren unsere Männer konsterniert und beim Heimkommen sehr grantig. Das Umfeld hatte das Seinige dazu getan. Unsere Männer mussten sich einiges anhören, über ihre (unerhört) selbstständigen Frauen. Vernünftig war die Freiheit, die wir uns genommen hatten, in den Augen der anderen auf keinen Fall.

**Heute ist mir klar:** Wir haben auf unser Gefühl gehört und waren es uns wert, es immer wieder zu tun. Heute ist das für viele eine totale Selbstverständlichkeit.

Bitte mich richtig zu verstehen! Eine Partnerschaft bedeutet keinesfalls, dass jeder *sein* Leben einzeln lebt, Gemeinsamkeit ist das Um und Auf einer jeden guten Beziehung. Aber eine solche hat auch Platz und Freiraum für die Zeiten und Aktivitäten, die jeder für sich in Anspruch nehmen darf. Hat jeder seine Freiräume, wirkt das positiv und die Zeiten zu zweit sind wesentlich relaxter, einfach weil man gerne zusammen ist und nicht zusammen sein muss.

Es bringt nichts, wenn ich, nur weil es sich gehört, am Abend brav bei meinem Mann beim Fernsehen sitze und mich langweile. Viel besser ist es, das zu tun, wo meine Freude liegt. Anschließend kann man sich über seinen Film und/oder meine Aktivitäten unterhalten und austauschen.

**Ein paar Gedanken zur Reflexion:**

- Vernünftig sein kann heißen: Ich passe mich an, um keine Schwierigkeiten mit anderen zu bekommen.
- Vernünftig sein kann auch heißen: Ich entscheide mich vielleicht gegen mich.
- Vielleicht bin ich lieber vernünftig, als einen Konflikt zu klären?
- Habe ich Angst vor bestimmten Situationen und Umständen? Kann es sein, dass ich bloß deshalb vernünftig bin und nicht handle, um meine angstauslösenden Situationen zu vermeiden?
- Vielleicht schiebe ich die Vernunft auch aus Feigheit vor?

Eine Klientin, etwas über 50 Jahre alt, erzählte mir, sie habe seit 30 Jahren einen Liebhaber neben ihrem Mann. Kein Mensch wisse davon. Das Liebespaar sieht sich zwar selten, weil er ziemlich weit weg wohnt, aber immer, wenn sie sich treffen, gehen sie miteinander ins Bett. Die Klientin sagte: „Wir sind beide bei unseren Ehepartnern geblieben. Wir waren halt so vernünftig, wegen unseren Familien. Aber letztens haben wir uns eingestanden, dass wir einfach zu feig waren, um zu uns zu stehen."

**Wenn ich auf mein Gefühl höre, könnte Folgendes passieren:**

- Ich bekomme Angst, ich könnte jemanden verletzen.
- Ich müsste sagen, was ich wirklich meine.
- Jemand könnte mich schief anschauen.
- Andere könnten mein Tun nicht verstehen.
- Ich würde mich sorgen: Was könnten die anderen denken?
- Zweifel würden entstehen, ob ich auch richtig handle.
- Für mich einzustehen würde auch bedeuten, mich gegen jemand anderen zu stellen.
- Dass ich eine andere Meinung vertreten muss als die Menschen, die mir wichtig sind.

Du siehst, auf sein Gefühl zu achten ist schwieriger, als einfach nur vernünftig zu sein. Doch bitte, tue es trotzdem! Werde so mutig und so selbstbewusst, dass es dir vollkommen egal ist, was wer denkt oder sagt. Hör auf dein Herz! Nur dann bist du der Mensch, der du wirklich bist. Du brauchst dich nicht zu verteidigen. Nicht gegen andere und nicht gegen das Leben.

Kommen wir zurück zur Verbindung von Geistigem und Körperlichem: Wie oben gesagt, symbolisiert die Milz das Gleichgewicht zwischen Gefühls- und Vernunftanteil. Dir geht es gut und auch deine Milz ist gesund, wenn du dich mit einem ganz sicheren und warmen Gefühl von innen her glücklich fühlst und mit dir selbst glücklich bist. Lebe dein Leben und vertraue dir und dem Leben.

***Hör auf dich und nicht immer auf andere. Die Weisheit ist in dir.***

## DIE MILZ RUFT: *FINDE DAS GLEICHGEWICHT ZWISCHEN GEFÜHL UND VERNUNFT!*

- Schränkst du dich zu sehr ein?
- Schirmst du dich zu sehr von Gefühlen ab?
- Fühlst du dich in einer Struktur gefangen?
- Oder in einen Rahmen gezwängt?

Lebe dein Leben und vertraue dir und dem Leben.
Höre auf dich und nicht immer auf andere, die Weisheit ist in dir.

**Affirmation**
Ich bin liebevoll und liebenswert.

## SEELENNAHRUNG

Lass deine Zweifel hinter dir. Verteidige dich nicht, auch nicht vor dir und auch nicht für dein Tun. Lebe aus deiner Mitte.

## KRÄUTER

Besenheide, Braunwurz, Hirschzunge, Heckenrose und Mönchspfeffer

## ÄTHERISCHE ÖLE

Ingwer, Patchouli, Kardamom, Koriander, Kümmel (Caraway)

# Weibliche Unterleibsorgane

## Wir Frauen, die unbekannten Wesen

Es gibt Ärzte, die einen Zugang zur ganzheitlichen Gesundheit des Menschen haben. Einer von ihnen, den ich sehr schätze, ist Dr. med. August Zöbl, der auch mit Homöopathie arbeitet. Sein Spezialgebiet in der Ganzheitsmedizin ist der Zugang zum jeweiligen Gefühlszustand. Er plädiert dafür, die scheinbar aus dem Nichts kommenden Symptome nicht als Zeichen einer Krankheit, sondern als Ausdruck eines Gefühlszustandes zu diagnostizieren, in welchem man sich gerade befindet. Demnach entwickeln sich viele Krankheiten aus Gefühlen heraus.

Dr. Zöbl sagt:

„Ein Gefühl (Empfindung) ist eine neurochemische Substanz, die im Körper genau dort ein Zeichen setzt, wo es eine Entscheidung zu fällen gibt. Der Ort, wo das Problem im Körper auftritt, weist darauf hin, welches Problem es in der Gefühlswelt oder auf Ebene der eigenen Einstellung zu beheben gibt. Die Gefühle wiederum entstehen durch das, was wir auf Basis unserer Einstellungen ganz gezielt beobachten, wahrnehmen oder auch denken und uns vorstellen."

Bei uns Frauen sind die Unterleibsorgane ein sehr sensibles Thema. Man muss sich nur vor Augen halten, wie viele Frauen einen erhöhten PAP-Abstrich haben. Es handelt sich dabei um eine gynäkologische Routinemaßnahme im Sinn von Krebsvorsorge des Gebärmutterhalskrebses.

Wenn eine Frau einen solchen Abstrich vornehmen lässt und der Befund ergibt, dass vielleicht etwas nicht in Ordnung ist, herrscht natürlich große Aufregung – um Gottes Willen, der Krebs ist da! Die Angst ist verständlicherweise sofort sehr groß. Was jedoch fast niemand weiß: Dieser Wert ist sehr stark tagesabhängig. Niemals sollte man nach einer großen Aufregung wie etwa einem Partnerstreit, zum Frauenarzt gehen. Es sollte auch drei Tage vor dem Frauenarzt kein Geschlechtsverkehr stattfinden, denn diese Umstände können den PAP-Wert beeinflussen.

Dr. Zöbl geht davon aus, dass der Wert (PAP) mit Gefühlen wie *unnahbar, unberührbar, abweisend, unempfänglich* in Zusammenhang steht. Das sehe ich auch so.

Zur Veranschaulichung hier ein Beispiel:

Anja ist zornig. Sie fühlt sich gekränkt und von ihrem Partner nicht angenommen. Sie ist enttäuscht und wütend und denkt: Na warte, du verletzt mich nicht mehr. Ab jetzt werde ich auch abweisend sein! Ich bin für dich nicht mehr empfänglich. Sie trifft für sich die Entscheidung: Heute Abend keine Liebe! Doch was geschieht am Abend? Als es so weit ist, wagt sie es nicht, so unnahbar zu sein, wie sie es sich vorgenommen hat. Sie wird mit dem Partner intim, obwohl sie es gar nicht möchte. Dieser Zwiespalt zwischen Wunsch und Wirklichkeit nagt an ihr. Wenn dieser Zwiespalt zu einer dauerhaften Belastung wird, könnte ihr Körper mit Gefühlen reagieren, die zu einer chemischen Substanz führen, die dem Körper schaden und die PAP-Werte erhöhen.

Meine Güte, wie oft fühlen wir uns gekränkt, nicht angenommen, übersehen, beleidigt, ungerecht behandelt usw. In solchen Situationen steht man vor der Wahl, ob man sich gekränkt, beleidigt etc. geben will oder ob man sich für Versöhnung, Großzügigkeit und Toleranz entscheidet. Es ist meine eigene Einstellung, wie ich letztendlich mein Leben und meine Partnerschaft gestalte, was wiederum Einfluss auf meine körperliche Gesundheit hat. Natürlich ist es nicht leicht, sich bewusst und richtig zu entscheiden, speziell wenn man noch jung ist und die Ideale im Kopf schwirren, dann tut eine Kränkung noch sehr weh und macht wütend und traurig zugleich. Aber es ist meine Entscheidung: Bleibe ich im Negativen hängen, spiele ich die Unnahbare, will ich wütend bleiben oder entscheide ich mich, versöhnlich und friedlich zu sein.

Sehr viele Operationen von Gebärmutterhalskrebs könnte man vielleicht verhindern, wenn man die Gefühlslage genauer anschaut, seine Einstellung ändert, eine Entscheidung trifft und diese gefühlsbetonten Knoten lösen würde. Einige erfolgreiche Behandlungen zeigen das. In unserer Praxis arbeiten wir mit Gesprächen, ätherischen Ölen und anderen Naturheilmitteln. Dazu haben wir sehr gute Kontakte zu ausgezeichneten Frauenärztinnen und -ärzten, die sich auf Behandlungen mit *natürlichen* Hormonen spezialisiert haben.

Auch die Wechseljahre bereiten uns Frauen oft genug Probleme. Viele verspüren weniger sexuelle Lust, befinden sich ebenfalls in diesen Zwiespalt, ihre Gefühle sagen *nein*, aber wieder wagen viele Frauen das ihrem Partner nicht zu sagen. Sie machen weiter wie bisher, spielen mit, aber mit inneren Unbehagen. Sie treffen keine Entscheidung *für* sich, sondern funktionieren im Bett weiter, aber ohne Lust.

Bei all dem bisher Gesagten ist es natürlich immer wichtig, diese Probleme auch ärztlich abzuklären, aber es ist sicher auch gut, über diese Dinge nachzudenken, die ich eben beschrieben habe.

**Sehr interessant finde ich auch die Hintergründe der Gebärmutter:**
Sie ist das Nest für das Baby, beschützt und hält es während der Schwangerschaft, um es dann im richtigen Moment loszulassen. Es ist das erste Loslassen der Mutter, hier wird ihr die Entscheidung noch abgenommen. Nun wächst das Kind heran, es wird größer, geht zur Schule und wird langsam erwachsen. Es bleibt nicht aus, dass es mit dem Kind nicht immer so läuft, wie sich die Mutter das vorstellt. Ist es volljährig, kommen vielleicht Gedanken wie: Eigentlich könnte er/sie schön langsam das Nest verlassen. Und im nächsten Augenblick denkt man vielleicht: Na, eigentlich ist es doch schön, wenn das Kind noch zu Hause lebt.

**Ein typisches Beispiel:**
Zwei Mütter sitzen zusammen und die eine sagt: „Ich kann dir sagen, jetzt schmeiß ich den Buben bald raus. So unordentlich und anstrengend, wie er ist, der gehört in die Welt hinaus!" Meint die andere: „Ja, du hast recht, sag ihm, er soll endlich ausziehen!" Dann die Antwort: „So ernst habe ich das auch wieder nicht gemeint. Es ist doch auch schön, wenn man für jemanden da sein kann!"

Mütter wissen zwar, dass die Kinder erwachsen geworden sind und sie diese nun loslassen müssten, aber sie können es oft nicht. Sie halten auf der einen Seite fest und versuchen auf der anderen Seite loszulassen. Und diese Einstellung und dieser Zwiespalt können Gefühle auslösen, die dem Körper nicht guttun. Wir Mütter sind beim Loslassen der Kinder oft sensibler als Väter. Unser Kopf sagt *loslassen*, unser Herz sagt *ist doch noch Zeit*. Wenn sich Kopf und Herz nicht einig sind und keine Entscheidung treffen, dann zeigt das der Körper mit verschiedenen Befindlichkeitsstörungen.

Sehr interessant ist auch, wie Dr. Zöbl einen Scheidenpilz sieht:

„Einerseits ist so ein Pilz etwas ganz Normales, er ist einfach vorhanden. Ist man ausgeglichen, ist das kein Problem. Damit er aktiv werden kann, braucht er bestimmte chemische Grundvoraussetzungen. Das wiederum hat unter anderem mit unseren Gefühlen zu tun. Zum Beispiel mit Resignation und Aufgeben. Man denkt vielleicht über den Partner: Ich kann sowieso nichts machen, auch wenn ich ihn durch Sonne und Mond schicken könnte. Ich resigniere zwar, bin aber innerlich zornig und aufgebracht. Dieser Zwiespalt fordert auch hier wieder einmal eine Entscheidung. Die Entscheidung, die hier zu treffen ist: Befreie dich von deinem hartnäckigen Bemühen, hier eine Veränderung bewirken zu wollen."

Manchmal steht man vor einer Situation, die man nicht ändern kann, und dieser Umstand macht einen zornig.

**Ein Beispiel:**

Der Partner ist geschäftlich ständig auf Reisen, obwohl man gerne hätte, dass er mehr zu Hause ist. Es klingt für manche vielleicht verrückt, doch wenn ich es aufgebe, diesen unveränderlichen Punkt immer verändern zu wollen, ist das eine sehr befreiende Lösung. Es gilt, die Situation immer wieder einfach zur Kenntnis zu nehmen. Und ja, es macht einen nach wie vor kurz „zornig", doch ist es auch befreiend, kein größeres Thema daraus machen zu müssen und auch die eigene Beziehung deswegen nicht ständig in Frage zu stellen.

**Anmerkung:** Natürlich kann die chemische Grundvoraussetzung für einen Scheidenpilz auch eine Schädigung durch Antibiotika oder andere Medikamente sein, uns geht es hier hauptsächlich um die Gefühle.

Ich kenne eine junge Mutter, eine sehr nette Frau, die immer wieder an Scheidenpilz leidet. Sie leidet auch unter der Abwesenheit ihres Mannes, der ständig auf Reisen ist, sie kann die Situation aber nicht ändern. Und so hat sie aufgegeben und resigniert. Doch innerlich ist sie zornig: „Warum kann dieser Kerl nicht endlich einmal zu Hause bleiben!" Ihr Anspruch, dass der Mann zu Hause sein sollte, wird nicht erfüllt. Niemand kann etwas dafür, aber der Körper reagiert trotzdem, zum Beispiel mit einem hartnäckigen Scheidenpilz.

Es gibt immer wieder Situationen im Leben, wo wir innerlich aufgeben. Denkt daran, wie viele Menschen Fußpilz haben! Das kann bedeuten, dass sie in ihrem Leben auf Pfaden wandern, die längst ausgetreten sind und neue Wege scheinen ihnen nicht möglich, weil sie längst resigniert haben und keine Entscheidung getroffen wurde. Das kann eine innerliche Kündigung im Beruf sein oder eine Beziehung betreffen; es kann auch sein, dass das Leben ganz anders verlaufen ist, als man es haben wollte.

Es sollte uns dennoch bewusst sein, dass *wir* es sind, die unser Leben gestalten und die Entscheidungen treffen. Auch ob man resigniert oder nicht, ist eine Entscheidung.

In einem Bereich unseres Lebens spielen Gefühle und die Einstellung eine enorm große Rolle, sehr viele Menschen sind hier betroffen: Ich spreche vom hohen Anspruch an sich selbst.

Dieser Anspruch beeinflusst unsere Gefühle und auch unsere Wahrnehmung folgendermaßen:

- Wir dürfen uns nicht gehen lassen.
- Wir dürfen nicht wütend werden – wie würde das denn ausschauen?
- Wir dürfen nicht faul sein.
- Wir dürfen uns nicht aufregen.
- Jede Menge wir dürfen *dies und jenes nicht.*

Wenn wir anderen Menschen vorschreiben, wie sie zu sein haben, sollten wir bedenken, dass wir sie damit abwerten. Indem wir ihnen Vorschreibungen machen, sagen wir auch, dass sie mit ihren augenblicklichen Eigenschaften nicht *richtig* handeln und nicht in Ordnung sind. Wir bewerten beispielsweise aufbrausende Menschen als Menschen, die sich nicht beherrschen können; oder wir verurteilen träge und langsam agierende Menschen als faul und arbeitsscheu.

Was ist aber, wenn dieser Mensch damit voll zufrieden ist? Steht es uns zu, darüber zu werten und zu urteilen? Ich glaube eher, dass wir uns manchmal innerlich wünschen: *Ach, könnte ich ohne Schuldgefühle auch einmal so faul in der Hängematte liegen!* Oder: *Ich würde auch gern einmal meinen Frust einfach so rausschreien. Aber das tut man doch nicht.*

Gedanken wie diese können unserem Körper ganz schön zu schaffen machen:

- das tut man doch nicht
- das gehört sich nicht
- ich bin so erzogen worden
- das ist meine Einstellung
- ich will nicht, dass Unfrieden oder Streit entsteht oder dass jemand beleidigt ist
- es bringt ja ohnehin nichts
- ich will niemanden verletzen
- ich will den Frieden wahren

Wenn unser System beginnt, mit Befindlichkeitsstörungen zu reagieren, sollten wir dringend nach unseren Empfindungen fragen, auch wenn das sicher nicht angenehm ist: Machen wir uns klar, welches Gefühl dahintersteckt. Fühlen wir uns blockiert, fühlen wir einen Makel? Fühlen wir uns bloßgestellt, traurig, unverstanden? Hat sich Hass angesammelt? Haben wir etwas Wichtiges versäumt oder eine Enttäuschung verdrängt?

Mit diesen Fragen kommt man den körperlichen Symptomen näher und kann darauf reagieren. Wir sollten erkennen, dass nichts falsch ist an diesen Gefühlen und dass wir auch diese Gefühle zulassen dürfen. Wir müssen nicht immer alles perfekt machen, wir sind Menschen, die Fehler machen dürfen. Es ist in Ordnung, dass es so ist, wie es ist. Wenn wir das akzeptieren können, dann kehrt echte (und nicht gespielte) Harmonie ein und unser Körper dankt es uns mit Wohlbefinden, Entspannung und Freude.

Nimm dir Zeit. Schau dir deine kleinen und großen körperlichen Probleme an. Frage dich: Welches Gefühl empfinde ich, wenn ich mich in meinen Schmerz hineinfühle? Lass den Schmerz zu, sei traurig, wenn dir danach ist, sei wütend, wenn das dein Empfinden ist. Sag, was du denkst, und vor allem tue, was du gerne möchtest.

## INFO

### GALLENBLASEN-MERIDIAN

THEMA: KREATIVITÄT
Liebevolle Zuwendung, Jähzorn, Ärger, mir geht die Galle über, kann nicht tun, was ich möchte.

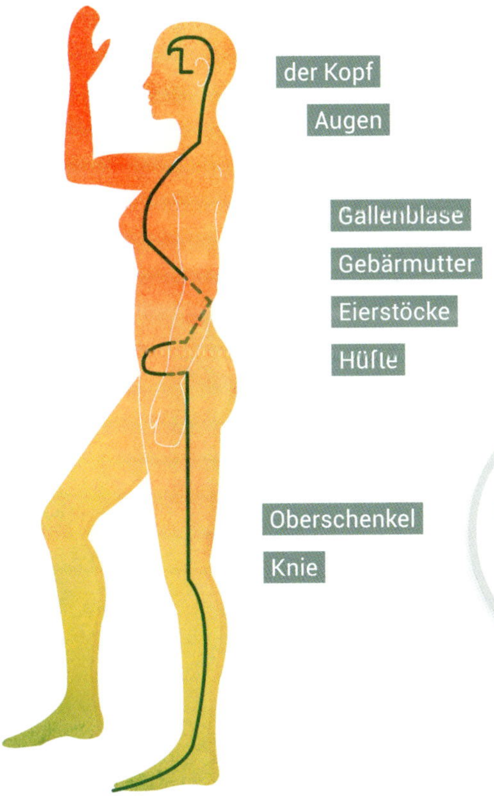


Alle Meridiane befinden sich auf beiden Körperhälften

## DIE GALLENBLASE SAGT: *SEI KREATIV UND NIMM DIE ANDEREN, WIE SIE SIND!*

- Lebst du frustriert aus Unsicherheit und Minderwertigkeitsgefühlen?
- Hast du Angst verspottet zu werden?
- Wirst du oft über dich selbst wütend?
- Lässt du dich von anderen verletzen und schweigst dazu?
- Macht dich so manches rasend, aber du äußerst deine Wut nicht?

**Affirmation**
Ich gehe liebevoll auf andere zu.

## SEELENNAHRUNG

Sei gut zu dir. Lass dich nicht aus der Ruhe bringen.
Lebe deine Kreativität.

## KRÄUTER

Meisterwurz, Braunwurz, Nelkenwurz, Schafgarbe, Löwenzahn, Wermut

## ÄTHERISCHE ÖLE

Geranium, Grapefruit, Zitrone, Orange

# Eigentlich passt alles

Eine der vier Fragen, die wir allen Klienten unserer Praxis stellen, ist die nach dem Schlaf- und Arbeitsplatz. Beide spielen eine zentrale Rolle. Immer wieder erleben wir, dass Klienten nicht messbar sind, weil sie durch Störfaktoren wie Wasseradern, Elektrosmog oder geologische Störungen stark verstrahlt sind. Ich sehe das, indem ich über der Hand des Klienten messe, während er in Gedanken in seinem Bett sitzt. Ich denke gar nichts, ich halte nur die Rute und er stellt sich vor, er sitzt in seinem Bett.

Horst Krohne sagte zum Thema Bettplatz:

„Bei Krankheiten spricht die Seele zu 80 Prozent mit uns, 20 Prozent entfallen auf den Bettplatz und eine eventuelle Schwermetallbelastung!"

Es gibt verschiedenste Produkte, die Abhilfe schaffen können. Wir haben in der Praxis eine A4-Platte aus Hartplastik, die in 10-jähriger Forschung von August Weilharter entwickelt wurde. Hier kann man Genaueres lesen: *www.haischberger.at*. Sie ist so programmiert, dass sie den Menschen entstört. Wir stellen unsere Klienten auf die Platte, danach sind sie wieder messbar – kaum zu glauben, aber hundertfach erprobt.

So war es auch bei Theresia. Sie rief mich an, weil sie schmerzhafte Nierenprobleme hatte. Aber da die Sache laut ihrem Arzt gutartig war, nahm sie niemand ernst. *Ist halt so*, hieß es. Eine Kollegin hat vor Ort mit der Einhandrute gemessen und gesehen, dass sie einen furchtbar schlechten, verstrahlten Schlafplatz hatte. Dieser Schlafplatz war das Grundübel für ihre Probleme. Leider war es nicht möglich, durch Verrücken des Bettes einen besseren Platz zu finden. Also haben wir mit der Energy-Platte gearbeitet, das bedeutet, sie wurde unter die Matratze gelegt. Nach einer Woche war die Verstrahlung so weit abgeklungen, dass ich Theresia messen konnte. Jetzt konnte ich schauen, welche Probleme der Körper wirklich hatte. Laut ihren Aussagen hatte sich ihr Zustand schon zum Guten gewandelt, trotzdem hat die Kollegin vor Ort noch immer eine Energieschwäche in den Nieren gemessen.

Danach haben wir noch einmal telefoniert, leider war sie nicht allein am Telefon. Ich habe ihr behutsam erklärt, wofür die Nieren stehen. Nämlich für eine Partnerschaft oder die Beziehung mit einer nahestehenden Person. Das kann der eigene Mann sein, muss es aber nicht. Jedenfalls habe ich sie sachte gefragt, ob es jemanden gäbe, mit dem sie nicht gut zurechtkommt. Sie sagte: „Eigentlich gibt es da niemanden. Eigentlich passt bei uns alles." Ich wusste nicht, ob sie alleine war, deshalb habe ich nicht weiter gefragt. Frau Theresia ist offenbar das allererste Mal mit so einer Frage konfrontiert worden, das war klar zu merken. Diese Reaktion wunderte mich nicht, denn viele reagieren so. Auch mir ist es nicht anders ergangen. Auf heikle Fragen von Seminarleitern war auch bei mir *eigentlich* alles in Ordnung. Ich hatte ja zu dieser Zeit noch viel zu wenig über mich selbst nachgedacht. Und *eigentlich* war es ja in Ordnung, speziell, wenn man nichts ändern möchte.

*Eigentlich* ist ein verräterisches Wort. *Eigentlich* ist in den meisten Familien ja alles in Ordnung. Aber nur insofern, als es die meisten so glauben wollen. Das Wort *eigentlich* sagt viel aus, nämlich dass es eigentlich so sein sollte, es aber eben nicht ist. In ganz vielen Familien ist dieses Eigentlich ein Thema, worüber man eigentlich reden sollte, aber es nicht macht. Denn eigentlich ist ja alles in Ordnung.

Aber ganz ehrlich, geht es uns nicht auch ganz oft so wie dieser Frau? Wir wissen schon ewig, dass wir eigentlich mit diesem und jenem nicht zufrieden sind, aber wir nehmen es hin, weil wir zu bequem sind, etwas zu ändern, oder wir trauen es uns nicht zu sagen oder wir wollen es partout nicht wahrhaben.

Unser Körper jedoch weiß genau, was richtig ist und falsch, und er reagiert prompt. Wie bei Frau Theresia, die an Nierenproblemen litt. Es war ein gutartiges Gewächs, das ihr so zu schaffen machte. Ein Gewächs bedeutet, dass sich etwas bildet, das könnte heißen, dass sich etwas angesammelt hat, was raus sollte. Dieser Umstand ist ihr aber mit Sicherheit nicht bewusst, so wie uns allen einiges nicht bewusst ist, denn sonst hätten wir viele Probleme nicht. Selbst wenn es uns bewusst wäre, bräuchten wir immer noch den Mut zu sagen: *Ich glaube, bei mir hat sich einiges angesammelt, wir müssen darüber sprechen.*

Es täte uns und unserer Seele so gut, sich mit jemandem vertrauensvoll auszutauschen und über dieses *Eigentlich* zu sprechen.

Zum Schluss eine Anregung, über die *Eigentlichs* in unserem Leben nachzudenken. Welche *Eigentlichs* schleppst du mit dir herum? Was solltest du eigentlich schon lange erledigen, hast es aber aus Bequemlichkeit oder anderen Gründen noch nicht getan? Welche Umstände in deinem Leben solltest du eigentlich ändern, damit es dir bessergeht?

# Willst du ein Opfer sein?

Wer will schon ein Opfer sein, welch eine Frage! Doch viele von uns befinden sich in dieser Opferfalle und merken es gar nicht. Und woran können wir das merken? Mögliche Hinweise sind: Du fühlst dich oft als die/der Arme, immer wird auf dir herumgehackt, immer bist du die/der Böse. Du könntest auch das Gefühl haben, dass du die falschen Eltern, die falschen Lehrer, die falschen Freunde oder die falschen Schwiegereltern etc. hast.

Menschen, die sich ständig so fühlen, werden oft von schweren körperlichen Symptomen geplagt. Wie auch Susanne, eine Frau mittleren Alters, die wegen ihrer Schilddrüsenprobleme in unsere Praxis kam. Das war aber nicht ihr Hauptproblem. Beim Messen mit der Einhandrute sah ich, dass im dritten Energiezentrum ein ziemlicher Wirbel vorhanden war.

In diesem Energiezentrum befinden sich alle unsere emotionalen Organe: Magen, Gallenblase, Leber, Bauchspeicheldrüse und Milz. Hier spielt sich immer am meisten ab, denn hier ist die absolute Gefühlsebene. Und Gefühle spielen bei uns allen eben eine große Rolle. Wie diese Gefühle allerdings ausgestaltet sind, hängt wiederum ganz viel von uns selbst ab. Bei Frau Susanne herrschten leider keine guten Gefühle, sondern es wimmelte von nicht verarbeiteten Kränkungen, Schuldgefühlen, Ärger, Sich-nicht-verstanden-Fühlen, Einsamkeit, altem Groll und einer fast sichtbaren Wut. Solche Gefühle mögen die Organe in unserer Körpermitte ganz und gar nicht. Und das haben sie mit Beschwerden sehr deutlich gezeigt.

Nun, beim Arzt war Frau Susanne schon gewesen, als sie zu uns kam. Sie hatte den üblichen Magenschoner bekommen, damit sich die Entzündung beruhigen sollte. (Magenschoner, siehe Tipps) Wir haben in der Praxis einige Naturheilmittel zum Testen. Die Klientin nimmt beim Austesten das Mittel in die Hand und ich gehe mit der Einhandrute über die Hand. Ihre Nervenspannung zeigt sofort an, ob das Mittel für sie geeignet wäre.

Bei Frau Susanne war es so, dass kein Naturheilmittel für die physische Ebene angezeigt hat, sehr wohl aber ein Mittel, welches seelisch beruhigt. Das Mittel der Wahl war der Seelenbalsam, eine beruhigende Kräutermischung. Ihre Beschwerden waren also hauptsächlich seelischer Natur. Ihre Entzündungen kamen aus der inneren Wut. Immer, wenn es um *heiße* Sachen wie um Entzündungen geht – das Wort sagt ja schon, ich bin *entzunden* – sind Wut und Ärger im Spiel.

Mittelchen zu geben reicht leider nicht aus. Frau Susanne musste lernen, ihren Wert zu erkennen. Bis dahin funktionierte sie, war das brave Mädel ihrer Jugend geblieben. Irgendwann müssen wir aber alle erwachsen werden und unsere Bedürfnisse kennenlernen. Wissen, was wir eigentlich vom Leben erwarten und was wir für uns wollen, ist enorm wichtig. Ich habe Frau Susanne um ihre Wünsche an das Leben gefragt. Wie so viele, hat auch sie mich groß angeschaut. „Ja, ich hab doch alles. Außer, dass ich so viel krank bin, ist doch alles in Ordnung!"

Sie hatte sich noch nie damit beschäftigt, was sie außer der täglichen Arbeit am Bauernhof sonst noch tun könnte. Sie hatte am Hof enorm viele Arbeiten zu erledigen. Dass man auch einmal *Nein* sagen könnte, davon hatte sie noch nie etwas gehört. Man tut eben, was befohlen wird. Es ist sehr bequem für die Umwelt, so ein fleißiges Fräulein zu haben. Die man auch noch schimpfen kann, wenn sie nicht schnell genug arbeitet.

Aber ganz ehrlich, ist wirklich nur das Umfeld verantwortlich? Könnte es nicht auch sein, dass sich Susanne in die Rolle des Opfers gefügt und sich in dieser Rolle ihr Leben eingerichtet hat? Und dass sie die Krankheiten schließlich als Ausweg dazu benützte, um endlich eine Pause von der Arbeit zu bekommen?

Nach dem Gespräch hielt ich die Einhandrute über Susannes Hand und sagte: „Bitte sag jetzt: ‚Ich möchte gesund *werden*!'" Sie lachte, weil sie sah, dass sich die Einhandrute waagrecht einschwingt, das heißt, dass ihre Nervenspannung einverstanden war. Sie wollte also tatsächlich gesund *werden*. Der nächste Satz, den sie sagen sollte, war: „Ich möchte gesund *sein*!" Und schwupps, die Schwingung war nun eine ganz andere. Sie zeigte, dass Susanne noch nicht bereit war, jetzt sofort gesund zu *sein*. Sie war etwas schockiert, wie konnte das sein? Unser Nervenkostüm reagiert eben, je nachdem, wie wir ticken. Insgeheim sind diese ständigen Krankheiten eine Geheimwaffe, eine Abwehr, ein Schutz vor den Überforderungen und Zumutungen des Lebens.

Bei Frau Susanne lief dieser Mechanismus unter dem Motto ab: *Wenn ich krank bin, kann mir niemand etwas befehlen!* Natürlich läuft das unbewusst ab.

Solche Prozesse kommen öfter vor, als man glaubt. Ein anderes Beispiel: Einmal kam eine Frau in die Praxis, sie war sehr krank. Nach dem Gespräch und der Messung meinte sie: „Ganz ehrlich, ja, ich wollte aus unserem Geschäft aussteigen und hab mir gewünscht, ein wenig krank zu sein. Aber ich wollte doch nicht gleich *so* krank werden!"

### *Wie können wir Frauen wie Susanne helfen?*

Wie schon kurz angesprochen, sollte Susanne ihren Wert erkennen. Sie ist genau so viel wert wie jene Menschen, die ihr bisher die Arbeit vorgegeben haben. „Aber das geht doch nicht, die wissen ja, was zu tun ist, vielleicht kann ich das alles ja gar nicht!" Sie sah mich mit ihren großen Augen an. Ich sage zu ihr: „Glaubst du wirklich, der liebe Gott hat dich schlechter gemacht als andere? Glaubst du wirklich, er sagt: Die Anna, die kriegt alles, der Josef auch, aber die Susanne, die soll sich durchwursteln? Glaubst du, so läuft es in der Welt? Gott macht keine Fehler, du bist genauso ein Gotteskind wie ich und alle anderen!" Susanne sah mich groß und verlegen an. So hatte sie das noch nie gesehen. „Ja, aber ich muss ja alles tun, was sie sagen!", meinte sie.

„Wer sagt das? Ich habe das Gefühl, du nimmst die Verantwortung für alle auf dich. Du glaubst, du bist für alles zuständig. Denk einmal in Ruhe nach, welche Arbeiten du abgeben kannst und willst, und ob du nicht wenigstens eine halbe Stunde am Tag für dich alleine abzweigen könntest. Kann es sein, dass man dir in deiner Kindheit ständig gesagt hat: Sei brav und hilf allen anderen und tu, was man dir sagt?" Susanne nickte heftig. Ihre Mutter fragt sie heute noch, ob sie eh brav ist! Bitte, die Tochter ist über 40 Jahre!

Wenn Susanne aus diesem Desaster herauskommen will, muss sie sich auf die Füße stellen. Am besten, indem sie eine Liste schreibt, was sie den ganzen Tag alles macht und dann schaut, was sie davon abgeben kann. Auch wenn es dann zuhause am Hof nicht so perfekt laufen sollte und ein Fenster einmal nicht geputzt wird, muss sie lernen, Ruhe zu bewahren. Und wenn diese unnützen Gedanken aus der Jugend kommen, dann ist ein lautes *Stopp!* angesagt.

Susanne ist jetzt der Chef und nicht ihre alten Gedanken. Und sobald wieder andere Gedanken aufkommen: Stopp! Und immer wieder Stopp! Wichtig ist: Auf das *Jetzt* konzentrieren und schauen, wo man für sich etwas Gutes tun kann. Nicht immer schauen, ob eh alles passt, nein, man darf und soll sich sagen: Ich bin nicht für alles verantwortlich. Es kann auch jemand anderer aufstehen und das fehlende Glas oder das Salz holen.

***Ich weiß, es ist ein Prozess, aus der Opferrolle zu schlüpfen, der ein wenig dauern kann. Aber es lohnt sich!***

Einmal war ein Ehepaar in der Praxis und die Frau zeigte typische Anzeichen, dass sie sich als Opfer erlebt, das nie an die Reihe kommt. Der Mann bestätigte, dass sie alles alleine machte. „Sie lässt ja nichts zu, lässt sich nicht helfen." Ich habe dann zu ihr gesagt: „Bitte, sag deinem Mann, er soll dir immer auf die Zehen treten, wenn du wieder zu bedienen beginnst. Wenn du immer alles machst, was andere auch machen könnten!" Sie meinte lachend: „Oh, da muss er mir aber oft auf die Zehen treten!" Aber es war mir klar, sie hatte erkannt, worauf es ankam.

**Und genau darum geht es:** Man muss erkennen, wie man tickt und welche Rollen man angenommen hat. Gelingt das, kann man die Rolle und sich selbst ändern. Mein Buch *Frau, stell dich auf die Füße* zielt genau auf dieses Thema ab. Viele Frauen habe ich im Laufe der Jahre in etwa sagen hören: „Mei, das habe ich jetzt alles zum ersten Mal gehört. Aber ja, das stimmt schon, das muss ich ändern."

Frau Susanne hat mich drei Wochen später angerufen und gesagt: „Dein *Stopp!* ist Gold wert! Ich sage es, wenn Gedanken kommen, die mich klein machen, wenn die Kinder blöde Meldungen schieben, wenn die Schwiegermutter nervt. Und es hilft wirklich!"

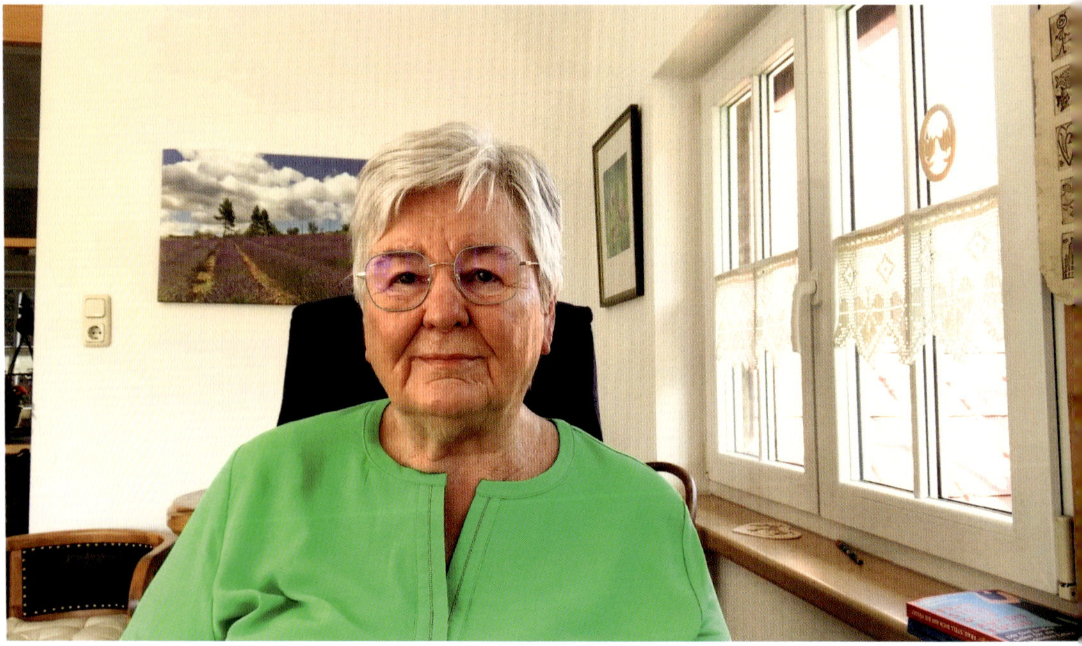

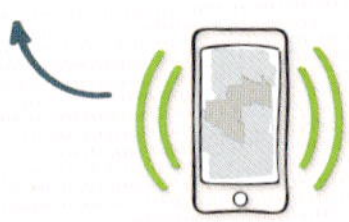

*Video:*
*Kann ich Heilung leben*

# Vor wem gehe ich in die Knie?

Fast jeder kennt jemanden, der über Kniebeschwerden jammert. Unsere Knie werden natürlich im Laufe des Lebens viel beansprucht, keine Frage, aber warum bekommen dann nicht *alle* Menschen Kniebeschwerden? Ja, manche arbeiten härter und manche haben auch ein paar Kilo Übergewicht. Ich selbst bin auch viel zu schwer, trotzdem hatte ich noch nie Probleme mit den Knien, im Gegensatz zu einer Freundin, die wesentlich weniger wiegt als ich.

In dem wirklich guten Buch *Mein Körper – Barometer der Seele* von Jacques Martel habe ich bestätigt bekommen, was sich in 20 Jahren Praxis als meine Erkenntnis herauskristallisiert hat. Darin heißt es:

„Die Knie sind Gelenke, auf die ich mich knie, mit denen ich mich der normalen Rangordnung oder dem, was über mir ist, beuge oder mich der Bewegung und Richtung hingebe. Beim Gehen ziehen die Knie den ganzen Körper in der Bewegung mit. Die Knie zeigen also meinen Grad an Flexibilität und dienen dazu Schocks abzufedern, wenn der Druck zu stark wird. Sie präsentieren meine Ausdauer, aber auch meine Entscheidungslosigkeit. Fällt es mir schwer, die Knie zu beugen, zeigt das eine gewisse Starrheit. Ich habe vielleicht Angst meine Freiheit zu verlieren. Ein leicht beugsames Knie ist ein Zeichen für Bescheidenheit und Flexibilität. Es zeigt, dass ich auf meine innere Stimme höre. Gute Knie sind ein Anzeichen dafür, dass ich offen für meine Umgebung und für Veränderungen bin." (Seite 365)

**Sehen wir uns doch einige der üblichen Kniebeschwerden an, die viele von uns befallen** (ich spreche hier also nicht von Spitzensportlern, die ja wirklich Raubbau mit ihrem Körper treiben und daher oft kaputte Knie haben): Am häufigsten bereitet uns wohl der Meniskus Probleme.

Wenn dieser Knorpel betroffen ist, ist die dahinterstehende Botschaft folgende: Ich wüsste eigentlich ganz genau, was gut für mich ist, aber ich hänge mich dermaßen an etwas, zum Beispiel an einen Beruf, der schon ewig nervt, oder an eine Partnerschaft, die schon lange nicht mehr klappt. Es können auch Gedanken sein, die ich nicht loslassen kann, zum Beispiel was andere von mir denken. All das kann mich an der Fortbewegung hindern.

### Ein Beispiel:

Maria, 40 Jahre alt, hat ständig Knieprobleme. Sie sitzt, bildlich gesprochen, permanent zwischen zwei Stühlen. Einerseits will sie ihr Leben in die Hand nehmen und eigenständig leben, aber kaum kommt Mutti zu Besuch, ist sie sofort die brave Tochter, die zu allem, was Mutti meint, *Ja und Amen* sagt. Sie kann sich nicht dazu entschließen, ihrer Mama zu sagen, dass sie sie nicht ständig, fast täglich, besuchen soll, weil sie auch Zeit für sich selbst und ihre Tätigkeiten braucht.

Natürlich können und sollen sich Eltern und Kinder besuchen, da freuen sich sicher alle, aber doch nicht alle Tage! In Marias Fall ist es so, dass der Vater seine ganze Freizeit mit Sport verbringt und sich die Mutter alleine langweilt und sie daher ständig die Tochter besucht. Und die ist immer *brav* und sagt nichts dagegen. Sie leidet still vor sich hin, weil sie nicht zu sich steht und sagt: „Mama, du kannst gerne ein Mal die Woche kommen, aber nicht jeden Tag." Doch Maria bringt das nicht über die Lippen. Das kann sie doch nicht tun, das ist doch die Mama!

Welche Kniebeschwerden man immer auch hat, man sollte sich fragen, wem oder was gegenüber man den Eindruck hat, aufgeben zu müssen? Wem oder was gegenüber geht man in die Knie? Das kann eine Person im Umfeld oder eine Autorität in der Außenwelt sein. Es kann aber auch ganz einfach das Leben sein, an dem ich zu schwer zu tragen glaube. Wenn die Verantwortung zu groß erscheint, kann es sein, dass die Knie nachgeben wollen. Es kann auch sein, dass man Angst hat, jemanden zu enttäuschen, wenn man sich dafür entscheidet, für sich selbst zu sorgen.

### Die Lösung:

Will ich meine Kniebeschwerden loswerden, muss ich mich der Welt öffnen und akzeptieren, dass ich mich möglicherweise in mancher Hinsicht ändern muss. Das bedeutet auch, für meine Interessen einzustehen und nicht immer nur *brav* und angepasst zu sein.

Darüber hinaus stecken auch Emotionen in unseren Knien, denn genau über und neben den Knien verlaufen sehr wichtige Meridiane. Hier finden wir den Lebermeridian, eine der wichtigsten Energiebahnen, die wir haben. Er ist im Körper wie ein Baum verzweigt. Der Lebermeridian steht in erster Linie für unsere Entgiftung in körperlicher und geistiger Hinsicht. Alle unsere negativen Gedanken und Erlebnisse stecken in diesem Meridian.

**Die Verbindung zu den Knien ist folgende:** Bin ich beispielsweise sehr wütend, weil ich mich gegenüber einer Person oder einem Umstand nicht beugen will oder es wegen meiner Entscheidungsschwäche nicht kann, dann staut sich die Wut im ganzen Meridian und eben auch im Knie. Und Wut macht heiß, das heißt, es könnte eine Entzündung im Knie entstehen. Es entzündet sich im wahrsten Sinne des Wortes etwas.

Vielleicht liegt es im konkreten Fall an meiner Einstellung, dass etwas nicht so klappt, wie ich es mir vorstelle. Es kann auch sein, dass ich immer allem zustimme, nur um meine Ruhe zu haben. In diesen Fällen reagieren dann die betroffenen Meridiane mit zu wenig Energie und das Knie wird mit wenig Energie versorgt. Das nennt man dann Abnützung.

*Unsere Knie sind ein sehr guter Barometer, ob wir voll in der Lebensfreude sind oder ob wir uns zu sehr vor anderen beugen und zu viel unterordnen?*

Es gibt noch weitere Meridiane, die durch die Knie laufen. Einer der wichtigsten ist der Magenmeridian. Er läuft auf der rechten Knieseite, wo er sich fast mit dem Gallenblasenmeridian trifft. Der Magenmeridian läuft auf der Außenseite des Knies.

Sowohl Magen als auch Gallenblase haben sehr, sehr wichtige Funktionen. Denke nur dran, wie oft wir den Mund halten und runterschlucken, anstatt zu sagen, was Sache ist. Oder wie sehr unser Magen durch Stress leidet. Es könnte durchaus sein, dass ein Zahn Probleme macht und dadurch die Energie des Magenmeridians bis hinunter zur Zehe stört und auf dessen Weg auch das Knie und den Magen streift. Denn all diese Energien müssen durch das Knie, da alle diese Meridiane an den Zehen beginnen.

Hier sieht man wieder einmal, dass man niemals *nur* das Knie oder *nur* den Magen betrachten soll. Unser Körper ist ein Wunderwerk und seine Organe sind mit ganz vielen Fäden verknüpft. Seien es Meridiane, Nervenstränge oder auch vieles andere.

Vor allem unsere Gedanken sind es, die vom Gehirn bis zu den Zehen alles wissen und steuern. Die Gedanken sind der zentrale Punkt, den wir steuern müssen. Hier entscheiden wir, ob wir uns superschnell gekränkt fühlen; ob wir uns die Probleme der Kinder aus übertriebener Hilfsbereitschaft heraus aufladen oder nicht.

Mit unseren Gedanken entscheiden wir ganz generell, ob wir die Welt hell oder dunkel sehen. Daher sollten wir auf unsere Gedanken sehr gut achten und beobachten, was wir denken. Überprüfen wir, ob es sich lohnt, dass wir uns schon wieder solche Sorgen machen. Zahlt es sich aus, dass man wegen der erwachsenen Tochter nächtelang nicht schlafen kann, weil man glaubt, sie schafft ihr Leben nicht alleine?

Viel besser wäre es, voll Vertrauen in die Zukunft zu blicken, den Alltag zu akzeptieren, wie er nun einmal ist, und nicht jedes Wort von Partnern, Kindern, Lehrern etc. auf die Goldwaage zu legen. Ja, das hört sich supergut an, das weiß ich, und es zu verändern geht auch nicht von heute auf morgen. Aber es ist sicher einen Versuch wert, mal darüber nachzudenken und Schritt für Schritt seine Gedanken zu verbessern.

Es ist viel besser, sich auf sich selbst zu konzentrieren, zu schauen, was mir wirklich guttut. Denn nur wenn ich mich wohlfühle, kann ich klar überlegen und entscheiden und auch andere an meiner guten Laune und meinem Optimismus teilhaben lassen.

## INFO

### MAGEN-MERIDIAN

THEMA: ZUFRIEDENHEIT
Enttäuschung, Bitterkeit, Gedanken nicht verdauen, zu viel schlucken anstatt sagen. Was stößt mir sauer auf? Was liegt so schwer im Magen?

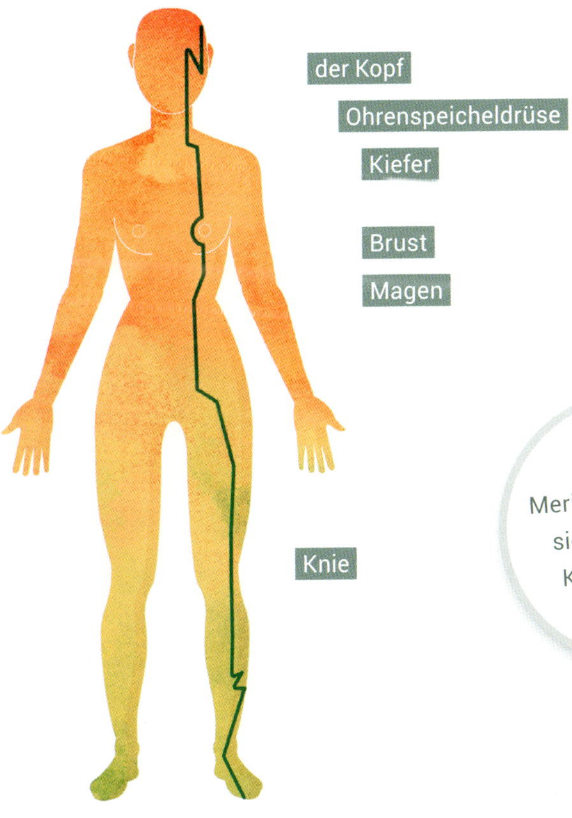


Alle Meridiane befinden sich auf beiden Körperhälften

## DER MAGEN RUFT:
## *SEI ZUFRIEDEN MIT DIR UND DEINEM UMFELD*

- Bleibt alles in deinem Kopf in einem nervösen Gespinst hängen?
- Kannst du gewisse Dinge einfach nicht aus deinen Gedanken verbannen?
- Hast du gewisse Geschehnisse aus der Vergangenheit immer wieder vor Augen?
- Liegt *Unverdauliches* im Magen?
- Spuckst du es förmlich aus?
- Verschließt du die Augen wie Vogel Strauß vor gewissen Problemen, es nagt weiter in dir, aber du schluckst und schweigst?

**Affirmation**
Ich verdaue mein Leben mit Leichtigkeit.

## SEELENNAHRUNG

Sprich aus, was dich bedrückt. Sei zufrieden, nimm das Leben, wie es ist.

## KRÄUTER

Meisterwurz, Braunwurz, Nelkenwurz, Löwenzahn, Enzian, Wermut

## ÄTHERISCHE ÖLE

Kardamom, Ingwer, Anis, Fenchel, Dill, Estragon

# Richte dich auf!

Das Leben ist manchmal eine Achterbahn. Ich glaube, das kennt jeder von uns. Einmal sind wir himmelhoch jauchzend und dann wieder zu Tode betrübt, oder wir fühlen uns beleidigt, gekränkt und auf jeden Fall total ungerecht behandelt.

In einer Zweierbeziehung, aber auch zwischen Eltern und Kindern, kommt das ziemlich häufig vor. Damit wir nicht *am Boden bleiben*, also uns nicht gekränkt und beleidigt fühlen, möchte ich an alle appellieren: *Richtet euch auf!*

Ich kenne diese schlechten Gefühle natürlich auch. Irgendetwas passiert, das mir nicht gefällt, und dann bin ich sehr getroffen und kann diese ungerechte Behandlung gar nicht gut ertragen.

**Aber:** Eigentlich tut es mir dann unwahrscheinlich gut, wenn ich als beleidigte Leberwurst herumlaufen kann, mich total als Opfer der Umstände fühle. Jeder soll dann sehen, wie ich leide! Sie kennen das doch auch?

**Die Frage ist:** Tut das dem Körper und der Seele gut? Und wie kommt man aus diesem Loch wieder heraus. Wenn wir ein Hoch haben, ist alles leicht und wunderbar. Wenn sich aber wieder einmal ein Gewitter ansagt und die Wolken tief hängen, wie vertreibt man diese Wolken wieder?

Wenn mir bei meinen eigenen Problemen keine Lösung einfällt, dann denke ich immer: Was würde die Edeltraud jetzt einem Klienten raten? Ob du es glaubst oder nicht, dann fällt mir gleich was ein!

***Zum Beispiel erzähle ich meinen Klienten immer: „Sabine Asgodom sagt: Ärger dauert 15 Sekunden, alles Weitere ist meine Entscheidung.“***

Der Meinung bin ich auch, aber es ist ein Unterschied, ob ich mich über Kleinigkeiten ärgere, etwa weil ich nicht Urlaub bekomme, oder weil andere über mich tratschen oder ob es meinen innersten Kern, mein Herz getroffen hat.

Sich ungerecht behandelt zu fühlen ist ein völlig anderes Gefühl als der tägliche Ärger. Letzteren wegzustecken ist erlernbar. Auf der Gefühlsebene zu navigieren bedeutet, ganz woanders anzusetzen. Hier ist die Herzensebene berührt und hier geht es um das Vergeben. Vergeben ist wichtig und ein großes Thema, auch wenn das manchmal megaschwer ist.

Vor Kurzem traf ich eine Frau, sie ist geschieden, und wir redeten ein wenig miteinander, da meinte sie: „Mir geht es richtig gut! Und eigentlich möchte ich meinen Ex gar nicht zurück!" Dann sagte sie noch: „Mit dem rede ich mein ganzes Leben nicht mehr!" Dadurch war mir sofort klar, dass es ihr nicht wirklich gut geht. Denn das, was sie da macht, ist reine Verdrängung. Hier hat noch keine Vergebung stattgefunden.

Du siehst, es sind zwei Paar Schuhe, ob es sich um Ärger von außen oder um Kränkung oder Unverstandenfühlen von innen handelt. Fatal ist, dass so viele Menschen den Ärger von außen tief ins Herz lassen. So unter dem Motto: „Ich bekomm keinen Urlaub, *weil* man mich nicht mag!"

Ich sage dazu: So ein Schmarrn! Dieses „*Ich weiß genau, die mag mich nicht!* höre ich immer wieder. Das ist wirklich der größte Unsinn, den man sich einreden kann.

Denn *die mag mich nicht!* heißt in Wahrheit: *Ich mag mich nicht!* Man kann nur nach außen tragen, was sich auch innen befindet. Ich weiß, das ist vielleicht schwer zu verstehen, denn jeder glaubt, sein Innenleben sei doch vollkommen normal. Ja, ist es auch, weil es von den Einstellungen der Eltern, der Lehrer und den Gefühlen, die sie dir vermittelten, lebt.

So kann es sein, dass deine Mama seit Jahrzehnten sagt: „Der hat mich beleidigt, mit dem rede ich nie wieder!" Diese Einstellung hast du übernommen und so machst du es jetzt auch. Weil das in dir drinnen ist, weil du es so gelernt hast. Und genau das fühlst du nun auch.

Wir alle können nur fühlen, was wir in uns tragen. So ist es auch mit Ärger und Seelenschmerz. Wenn jemand sagt: *Der hat mich so gekränkt, das vergesse ich nie!*, dann kann es sein, dass ein großer Schmerz aus der Kindheit – den man erfolgreich verdrängt hat – angestoßen wurde. Man trägt den Schmerz noch in sich und er wartet praktisch auf Erlösung.

Und so treten immer wieder Partner oder Kollegen auf den Plan, die dann und wann in dieser Wunde stochern, natürlich ohne zu wissen, was sie da anrichten. In Wahrheit richten sie selbst ja gar nichts an, es ist meine Resonanz auf eine alte Wunde, die mich abstürzen lässt. Erst wenn ich vergeben kann, ist diese Resonanz nicht mehr da und dann nehme ich solche Sticheleien gar nicht mehr wahr. Kaum vorstellbar, solange man in dieser Mühle steckt, aber so ist es.

Manche Menschen behalten sich ihr *Nicht-Verzeihen* leider ein ganzes Leben und leiden ständig daran. Doch das Leben verlangt von uns Entwicklung. Das bedeutet auch, alte Einstellungen zu überprüfen und gegebenenfalls loszulassen. Man spricht nicht umsonst von der Weisheit des Alters. Gott sei Dank sehe ich in meinen Kursen, dass auch immer mehr jüngere Menschen teilnehmen und ganz begierig sind, sich weiter zu entwickeln und zu lernen – vor allem Frauen.

Was können wir tun, um nicht immer wieder in solche Tiefen zu fallen? Sehen wir uns zunächst an, was es alles gibt:

- Ärger, der von außen kommt und mich im Prinzip gar nichts angeht
- Schuldzuweisungen, die in unseren Augen nicht stimmen
- Kränkungen auf der persönlichen Ebene
- Beleidigungen von Kollegen oder Partnern
- Kritik, die in unseren Augen nicht gerechtfertigt ist
- Gerede von anderen Menschen über mich – das mich in keiner Weise interessieren sollte

**Beginnen wir mit dem Ärger und Gerede von außen.** Manche Menschen ärgern sich maßlos über solche Sachen. Ich sage dann immer: „Hätte die Nachbarin dir das nicht erzählt, dann wüsstest du von nichts und aller Ärger bliebe aus." In solchen Situationen muss man mit Verstand arbeiten und sich sagen: „Was die anderen sagen oder denken, ist deren Kaffee, aber auf keinen Fall meiner!" Da muss man darüberstehen, was immer es auch ist. Mir hilft immer der Bibelspruch: „Vergib ihnen, sie wissen nicht, was sie tun!"

**Bei persönlichen Schuldzuweisungen und Kränkungen ist die Sache weniger einfach.** In diesen Fällen muss ich den Schmerz in mir erlösen, und das geht nur mit Vergebung. Hier ist der Satz *Friede sei mit dir* sehr hilfreich. Denn in dem Moment, wo ich das sage, glättet sich meine Energie. Meine Seele jubelt, wenn ich mit Frieden arbeite. Immer wenn du an die Person, die dir weh getan hat, denkst, sagst du: *Friede sei mit dir.* Das ist eine Ersthilfe, die dich ins Gleichgewicht bringt. Tausendfach erprobt. Dieser Friedensgruß, der auch in den Gottesdiensten der katholischen Kirche praktiziert wird, gefällt mir gut. Leider wissen die wenigsten, wie gut diese Worte wirken.

*Also: Friede sei mit euch!*

**Bei Kritik und Beleidigungen, egal, von wem, folgender Tipp:**
Bitte richte dich innerlich auf und zeige Mut und Stärke. Frage ganz sachlich: „Kannst du mir bitte erklären, wie du zu dieser Aussage kommst?" Ich weiß, vielen werden die Worte im Hals stecken bleiben und sie ziehen lieber den Kopf ein und leiden. Aber das ist nicht die Lösung.

*Richte dich auf! Das ist das richtige Motto im Leben.*

Irgendwann müssen wir den Kopf heben, unseren Mut zusammennehmen und aufstehen und *zu uns stehen.* Vielen Menschen ist es lieber, als Mobbingopfer zu gelten und bedauert zu werden, als zu sich zu stehen und den Mund aufzumachen. Man muss auch mal Klartext reden. Auch wenn du als Kind 100 Mal niedergebügelt wurdest und dir eingetrichtert wurde: *Sag nichts, tu einfach, was verlangt wird*! Irgendwann müssen wir alle erkennen, dass unsere Eltern auch nicht alles gewusst haben und nur ihr begrenztes Leben weitergegeben haben. Die Zeiten haben sich geändert und wir alle müssen unsere/n Mann/Frau stellen. Wir müssen uns zeigen, präsent sein, damit alle sehen: *Ich leiste was, ich bin jemand, ich bin da!*

Und wenn es nicht beim ersten Mal klappt, dann immer wieder *aufrichten*, immer wieder neu beginnen. Niemand hat von heute auf morgen schreiben oder rechnen gelernt, Übung macht den Meister. Also immer wieder Mut fassen und immer wieder einen Schritt weiter gehen. Freue dich über jeden noch so kleinen Erfolg. Und bitte, immer sachlich bleiben. Ganz ruhig sagen: *Damit bin ich nicht einverstanden, das war nicht ausgemacht.*

Es ist ein wichtiges Thema, wenn wir weiterkommen wollen, müssen wir zu uns stehen. Und ebenso wichtig: Bitte das Ganze nicht verbissen angehen, sondern lockerer werden. Es gilt, die Tragik aus den Worten zu löschen und alles leichter zu nehmen. Alles ist so schwer, wie ich es nehme. Nimm dir ruhig andere Menschen als Vorbild, die das Leben leicht nehmen. Denke das nächste Mal an so einen Menschen und lache über dich selbst, weil du schon wieder über Dinge nachdenkst, die es gar nicht wert sind, dass man einen einzigen Gedanken an sie verschwendet.

Ich habe dieser Tage wieder ganz viel mit Affirmationen gearbeitet: *Freude, Freude, Freude ist in mir. Das Leben ist leicht und mit Freude gefüllt*. Manchmal habe ich einige Minuten gebraucht, bis ich in eine gute Energie gekommen bin, aber es hat gewirkt.

Probiere es aus. Wenn sich Gewitterwolken bilden, richte dich auf und frage dich: Will ich ein schönes Leben haben oder lasse ich mich runterziehen? Du entscheidest darüber! Arbeite gleich mit sinnigen Sätzen, bis du wieder in deiner Energie bist.

# Leben wir unsere inneren Werte?

Unsere Werte spielen in unserem Leben eine große Rolle. Jeder Mensch hat sein inneres Wertesystem. Für manchen ist die Gerechtigkeit ganz wichtig, für andere Freundlichkeit, Humor, Ehrlichkeit, soziales Verhalten, Verantwortungsbewusstsein, Perfektion, Vertrauen, Höflichkeit, Treue und Anteilnahme, Tapferkeit oder Freundschaft. Es gibt noch viele mehr.

Vielleicht schreibst du einmal auf, was gerade dich besonders auszeichnet? Das ist ja das Schöne, dass jeder Mensch anders ist und jeder andere, besondere Fähigkeiten hat, die sich oft sehr gut ergänzen. All das sind wunderbare Charaktereigenschaften.

Natürlich gibt es wie überall einen Gegenpol: Boshaftigkeit, Neid, Missgunst, Hass usw. Das ist die andere Seite der Medaille. Doch du und ich, wir wollen uns weiterentwickeln und unsere guten Eigenschaften ausbauen, und zwar so, dass wir uns dabei wohlfühlen. Das ist nicht selbstverständlich, denn man kann nämlich eine gute Eigenschaft auch missbrauchen, indem man zum Beispiel deshalb sozial ist, *weil es sich so gehört*. Man kann die inneren Werte nur dann wirklich leben, wenn man sie in sein Leben integriert hat und sie nicht nur deshalb hochhält, damit alle gut von einem reden. Oder weil sich sonst der Nachbar denkt: *Na, von dem kann man ja gar nichts haben!* Wenn ich aus diesem Grund besonders höflich oder gutmütig bin, dann kann es leicht sein, dass ich mich bald einmal richtig ausgenutzt fühle.

Letztens war eine junge Frau in der Praxis, die sich unglaublich stark für den Sport engagiert. Sie tut alles für *ihren* Verein, sie putzt sogar das Clublokal. „Ja, um Himmels willen, sind da nicht noch andere Mütter, die helfen könnten?“, fragte ich sie. Da sagte sie doch glatt: „Doch schon. Aber die machen es nicht perfekt genug!“ Ich war echt baff! Wie viele Menschen sich doch das Leben schwermachen, weil sie von sich und anderen 100-prozentige Perfektion verlangen!

Das erinnert mich an eine Freundin. Ihre sehr junge Schwiegertochter wohnte kurz bei ihr. Und meine Freundin begann sofort zu meckern. „Na, wie die den Kasten einräumt, so geht das nicht!"

Erstens geht es sie nichts an und zweitens ist es doch vollkommen egal, wie man den Kasten einräumt, oder? Damit muss ohnehin jeder selbst zurechtkommen. Ich sagte ihr, dass ich meiner *Perle* noch nie vorgeschrieben habe, wie sie bei uns nach dem Bügeln die Wäsche einzuräumen hat. Wenn ich mir diese Dinge von einer Haushaltshilfe abnehmen lasse, muss ich auch tolerant sein. Solange ich meine Sachen wiederfinde, ist für mich alles okay. Wäre es das nicht, müsste ich mich fragen: „Hallo, wo habe ich denn diese Vorstellung her, wie ein Schrank eingeräumt sein muss?" Ich bin erwachsen und kann es halten, wie es mir passt. Natürlich kann man Sachen, die einem gefallen und guttun, übernehmen, aber bitte nicht ohne jedes Nachdenken.

Perfektionistische Menschen machen sich das Leben wirklich selber schwer. Sie sagen vorschnell: „Bevor ich nachputzen muss, erledige ich die Arbeit lieber selber!" Mein Gott, ist es denn lebenswichtig, ob da noch ein Staubkorn liegt oder ein Pulli verkehrt im Kasten liegt? Ich weiß, da atmen perfektionistische Menschen jetzt tief durch und denken sich: *Die hat ja keine Ahnung!* Und damit haben sie recht. Weil die Perfektion nicht in mir angelegt ist. Das heißt, zu *meinen* Aufgaben im Leben gehört, ein *bisschen* ordentlicher zu werden (das täte meinem Mann übrigens sehr gefallen). Aber bitte nicht perfektionistisch!

**Darum möchte ich allen Perfektionisten sagen:** Bitte ein bisschen lockerer und toleranter sein, dann wird alles leichter. Statt immer zu arbeiten, ein bisschen mehr raus in die frische Luft gehen. Lacht darüber, wenn euch wieder einmal ein Staubkorn ins Auge sticht. Statt sofort zu wischen und zu saugen, denkt daran: Auch morgen funktioniert der Staubsauger noch.

Im Leben gibt es nichts Perfektes. Schau in die Natur, da wächst alles durcheinander und es ist trotzdem in Ordnung, so wie es ist. Perfektion ist ein wahres Selbstverhinderungsprogramm. Es wird Zeit, den eigenen Anspruch loszulassen und den Mut zu haben, toleranter zu sein. Das ist eine unglaubliche Befreiung.

Ein großes Thema für ganz viele Leute ist auch das Verantwortungsgefühl, sich für alles und jedes zuständig fühlen. Ich gehöre (leider) auch zu der Sorte Mensch, die glaubt, ohne mich dreht sich die Welt nicht weiter. Aber da bin ich – und alle, die so denken – ganz und gar am Holzweg. Jeder Mensch ist ersetzbar. Und wenn ich ganz ehrlich bin, meine Töchter wären froh, würde ich mich aus ihrem Leben mehr heraushalten. Zu meiner Ehrenrettung muss ich sagen, ich habe schon dazugelernt.

Ein Referent unserer Seminare sagte einmal: „Tragt nicht das Kreuz der ganzen Welt, es reicht, wenn ihr euer eigenes nehmt!" Damit hat er einiges an Protest losgetreten. „Ja, man muss sich ja kümmern, wo kämen wir denn hin, wenn jeder nur an sich denkt?"

Es klingt vielleicht seltsam, wenn ich sage, dass es herrlich wäre, wenn jeder mal an *sich* denken würde. Damit meine ich keinen Egoismus, der auf Kosten anderer geht, sondern eine Fürsorge für sich selbst. Leider denken viele Menschen so selten an das eigene Wohl, sondern sind mit den Gedanken nur bei anderen: Bei den Kindern, bei den Eltern, beim nervigen Schwager. Auch die alte Redewendung *Was könnte denn der Nachbar denken?* ist immer noch in vielen Köpfen präsent. „Man muss doch seine Hilfsbereitschaft zeigen, das ist doch Nächstenliebe!", höre ich oft.

Aber es heißt doch auch: Liebe deinen Nächsten – wie dich selbst! Das haben wir leider nicht gelernt, der zweite Halbsatz wird häufig vergessen. Oft höre ich auch: „Wenn ich viel für andere tue, dann bekomme ich Anerkennung." Für ein wenig Anerkennung tun Menschen fast alles. Letztens beschwerte sich eine Bekannte ziemlich emotional: „Ich reiß mir den Arsch auf, tue alles, was möglich und unmöglich ist, und dann ist es immer noch zu wenig!" Ich habe ihr gesagt: „Schau, *du* weißt doch, was du wert bist, und das genügt!"

Leider sind wir nicht darauf programmiert, uns selbst zu loben. Das Buch von Sabine Asgodom *Eigenlob stimmt*, hat mir in diesem Zusammenhang sehr weitergeholfen. Ich muss zugeben, es ist durchaus wunderbar, wenn man anerkannt wird, ja, es ist ein wirklich herrliches Gefühl. Die Frage ist nur, ob ich dieser Anerkennung nachlaufen muss, weil ich von mir selbst leider nur wenig halte, oder ob ich die Anerkennung richtig genießen kann, weil ich weiß, dass ich es wert bin, diese Anerkennung zu erhalten. Meistens ist leider Ersteres der Fall. Nur wenn andere sagen: „Du bist super," sind sie zufrieden. Viele können solche Worte niemals zu sich selbst sagen. Was resultiert daraus? Man erkennt sich selbst nicht oder viel zu wenig an. Der bessere Weg wäre aber, sich selbst mehr wertzuschätzen und mit sich zufrieden zu sein. Zugegeben, eine schwierige Aufgabe, wenn man in der Kindheit Sätze hören musste wie: *Mach alles, damit ja alle zufrieden mit dir sind!*

Bei den inneren Werten ist es ähnlich. Sie haben direkt mit mir zu tun. Innere Werte kann ich in aller Ruhe leben, wenn ich weiß, was ich wert bin, wenn ich mit mir zufrieden bin, wenn ich in Balance bin. Bloß, wie schaffe ich es, dass ich mich so richtig wohlfühle in mir?

***Das Zauberwort heißt: Bleibe ganz einfach du selbst.***

Setze dir kein falsches Lächeln auf, sage das, was du meinst, sei so, wie du dich fühlst. Bedenke: Wem immer du gerade gegenüberstehst, er ist wie du ein Mensch aus Fleisch und Blut. Und sollte dieser Mensch dich zum Beispiel ungerecht behandeln, dann zeige deinen inneren Wert *Gerechtigkeit*, und sage ihm, dass du dich ungerecht behandelt fühlst. Kein Verstecken mehr, kein Runterschlucken, sondern Rücken grade halten und raus mit der Wahrheit. Mit ruhigen sicheren Worten. Du bist nicht weniger wert als dein Gegenüber, auch wenn du es bisher innerlich vielleicht so eingestuft hast.

Ich weiß, das Einstehen für uns selbst haben wir nicht gelernt. Wir haben gelernt, immer perfekt zu erscheinen, immer gut mit allen auszukommen, höflich und zuvorkommend zu sein. Leider wird das ganz oft verwechselt mit *Mund halten*, um nicht anzuecken. Denke an kleine Kinder. Die sagen frei heraus, was sie sich denken. Wenn du ganz bei dir bist, sagst du die Wahrheit so, dass mit Sicherheit niemand beleidigt wird. Sobald du dich in eine Richtung verbiegst, damit du in einem guten Licht erscheinst, bist du nicht mehr echt. Ich weiß, da gehört ein bisschen Mut dazu, doch jeder von uns trägt diesen Mut in sich, auch wenn der manchmal verschüttet liegt und erst hervorgeholt werden muss.

Wir wachsen nur, wenn wir immer wieder unsere Grenzen sprengen und etwas wagen. Wie wäre es, wenn du zu Hause zu üben beginnst und deinen Familienmitgliedern einmal sagst, wie du dich fühlst? Und zwar unabhängig davon, ob du dich im Moment gut oder schlecht fühlst. Egal, ob superwohl oder überfordert, nicht ernst genommen, liebevoll behandelt oder enttäuscht.

Ich glaube, die eigenen vier Wände sind ein großes Übungsfeld. Wenn du diese Ehrlichkeit – ich bin so, wie ich bin – in dein Leben integrierst, dann brauchst du auch deine Perfektion nicht mehr, denn dann weißt du, dass es eigentlich egal ist, ob *du* diese Arbeit machst oder jemand anderer. Dann ist es auch egal, ob dich jemand gut findet oder nicht, du ganz allein weißt, dass du in Ordnung bist, so wie du bist.

Du wirst sehen, je *echter* und authentischer du anderen begegnest, umso mehr wirst du deine inneren Werte leben können. Und das tut wirklich gut.

# Ja oder nein, wie entscheide ich mich bloß?

Immer dieses Sich-entscheiden-Müssen! Entscheidungen, die können einem das Leben ganz schön schwermachen. Im Wort Ent-scheidung, da steckt schon Scheidung drinnen, das heißt, von irgendetwas muss man sich scheiden, es gilt sich von etwas zu verabschieden. Wir alle wissen es, oft ist es nicht leicht, sich von Lieb-Gewonnenem zu trennen, aber – es gibt ja immer wieder Neues.

*Das ganze Leben ist ein Nehmen und Geben.*
*Ein Aufnehmen und ein Abgeben.*
*Wie Einatmen und Ausatmen.*

Viele dieser Entscheidungen, meist kleine und immer wiederkehrende, treffen wir täglich und unbewusst.

Schon am Morgen geht es los: Stehe ich gleich beim Wachwerden auf oder genehmige ich mir noch ein paar Minuten Zeit für mich? Zähne putzen vor der Toilette oder danach? Frühstück, ja oder nein? Semmerl oder Schwarzbrot? Roter Pulli oder doch lieber der dunkelblaue? Rock oder Hose? Einkaufen heute oder morgen? Turnen gehen oder doch nicht?

Das sind ganz kleine Entscheidungen und trotzdem haben so manche Menschen schon damit große Mühe. Da kann man sich vorstellen, wie schwer es wird, wenn es dann um echte Entscheidungen geht.

Da fällt mir eine lustige Geschichte aus einer lang zurückliegenden Zeit ein. Ich lernte damals den energetischen Armtest, den man aus der Kinesiologie kennt. Man streckt einen Arm aus und dann drückt jemand anderer von oben auf den Arm, der möglichst fest in Position gehalten werden soll. Nimmt man jetzt zum Beispiel ein Stück Zucker in die Hand, dann reagiert der Körper über die Nerven, die ausdrücken *nicht gut*, indem der Arm nicht mehr zu halten ist, wenn man auf ihn drückt.

Eine Kundin kam in unser Bekleidungsgeschäft, das ich damals noch führte, sie war schon ein bisschen älter und sehr ehrsam oder anständig, wie man im Salzkammergut sagt. Sie konnte sich einfach nicht zwischen zwei Kleidern entscheiden. In meiner damaligen Euphorie des Neuerlernten in Sachen Selbsthilfe für Gesundheit habe ich ihr mittels des neu erlernten Armtest ausgetestet, welches Kleid besser zu ihr passt. Das tat ich mitten im Geschäft. Sie war total begeistert – aber sicher war sie sich trotzdem noch nicht. Ja, Entscheidungen sind nicht leicht, muss man sich doch von etwas *scheiden*!

Warum tun sich manche Menschen so schwer, sich selbst bei kleinen Dingen nicht entscheiden zu können?

Jeder Mensch hat sieben Energiezentren. Von Hellsichtigen werden sie als sich bewegende Räder gesehen. In Indien und den asiatischen Ländern nennt man sie Chakren. Sie sind Energiezentralen im Körper. Jedes Energiezentrum hat eine bestimmte Aufgabe. Die Thematik der Entscheidungen – wo es etwas zu *scheiden* gibt – liegt im zweiten Chakra, unter dem Nabel, wo die Ausscheidungen sind. Hier entscheidet der Körper ständig, was er behält und was er ausscheidet.

Denke an die vielen Menschen, die ständig unter Verstopfung leiden! Hier hat der Körper seine liebe Not zu entscheiden, was man behalten darf und was raus muss.

Menschen, die mit Entscheidungsproblemen zu mir in die Praxis kommen, frage ich immer: „Wann hast du das letzte Mal deinen Schrank aussortiert?" Sie fangen meist zu lachen an und sagen: „Ausgeräumt habe ich ihn schon einmal, aber ich habe dann auch wieder eingeräumt!" Diese Menschen tun sich äußerst schwer, selbst Kleinigkeiten loszulassen. Dabei geht es nicht nur um materielle Dinge, sondern leider auch um belastende Gedanken. Sie graben sozusagen immer im alten Dreck herum. Ob das so gut ist, wenn man immer in der Vergangenheit wühlt und dadurch auf das Heute vergisst?

Vielleicht hast du bei dir auch schon solche Anflüge entdeckt? Dann ist es für dich vielleicht hilfreich, wenn du das hier liest. Glaube mir, ab jetzt fällt dir sofort auf, wenn du wieder in *Erinnerungen* kramst, die dir gar nicht guttun. Dann kannst du dein inneres Lächeln aufsetzen und denken: *Ah, schon wieder!* Und dann hakst du das Ganze ab und lebst wieder in der Gegenwart.

Kommen wir zu den großen Entscheidungen, zu den Lebensentscheidungen: Heirat oder Single bleiben, Kinder ja oder nein, wohnen in der Stadt oder auf dem Land, Berufsentscheidungen usw. Es kann ja wirklich Angst machen, wenn so große Entscheidungen anstehen. Denn wer weiß schon, was auf einen zukommt? Denken wir zum Beispiel an einen Jobwechsel. Oft liegt der Fall so: Wir sind zwar nicht mehr glücklich in unserer Firma und spekulieren mit einem Wechsel. Der mögliche neue Job hört sich wunderbar an, aber wird es auch wirklich so wunderbar werden? Wie werden die neuen Kollegen sein, auch so nett wie die Leute hier? Wie ist der Chef, hört man da nicht so manches? Ist das höhere Gehalt es wirklich wert, dieses Risiko einzugehen? Tausend Gedanken flattern durch den Kopf, negative Szenarien gaukeln uns Situationen vor, die eintreten könnten, meist fern von jeder Realität.

Es sind wieder einmal unsere alten Erinnerungen und Muster, die uns vormachen: *Das kannst du nicht*, *Dafür bist du nicht geeignet!*, *Wer weiß, was auf dich zukommt?*. Und dann kommt noch dazu, dass wir glauben, diese Entscheidung müsste endgültig sein: *Weil sich das so gehört. Man kann doch nicht dauernd seine Meinung ändern!* Aber warum nicht? Wir sind unser Lebensschmied, wir entscheiden. Und wie oft wir das tun, ist alleine unsere Sache!

Sich zu entscheiden bedeutet, dass wir zu uns stehen, dass wir Selbstbewusstsein beweisen und das tun, was wirklich zu uns passt. Ich bin sicher, wenn wir wissen, was wir tun, dann passt es für uns und alle anderen auch.

Natürlich kann sich eine Entscheidung als nicht optimal herausstellen, wie bei einer Bekannten von mir, die sich ganz bewusst entschieden hat, in einen wunderschönen Ort in Österreich zu ziehen. Herrliche Lage der Wohnung, Stadtzentrum zu Fuß erreichbar, schöner Park direkt vor dem Haus. Aber leider auch ein Veranstaltungszentrum, wo den ganzen Sommer großer Trubel ist. Bei offenem Fenster ist das nicht zum Aushalten. Jetzt steht daher eine neue Entscheidung an. Ausziehen und neu orientieren oder aushalten? Die Kosten eines Umzugs sind nicht gerade gering, dafür könnte man einige Wochen Urlaub machen, was sie sehr gerne tut. Ich bin echt neugierig, wie sie sich entscheiden wird. Ich kenne sie als eine Frau, die bis jetzt immer zügig Entscheidungen getroffen hat. Diesmal fällt es ihr aber nicht leicht, sich von dieser an sich tollen Wohnung zu lösen. Ich kann sie verstehen.

Ich selbst stehe gerade vor der Entscheidung, ob ich mir einen neuen E-Herd anschaffe oder doch nicht. Ein Klimagarer wäre schon schön, aber dann passt die Arbeitsplatte nicht und alles müsste verändert werden. Lohnt sich der Aufwand? Ich backe und koche sehr gern, also wäre es ein Gewinn, aber die damit verbundene Arbeit? Es sind keine großen Dinge, die uns oft im Kreis denken lassen. Ich glaube, diese Entscheidungsschwäche hat auch mit unserem Wertesystem und unserem Vertrauen zu tun. Verbessert sich mein Leben, wenn ich mich für die Veränderung entscheide? Wieder kreisen die Gedanken: So viel Geld auszugeben, wenn der alte Herd doch noch in Ordnung ist? Brauche ich das wirklich? Bin ich mir das wert?

Solange wir solche Zweifel haben und ausstrahlen, werden wir auch ständig Menschen treffen, die unsere Bedenken teilen. Die uns sagen: *Mit dem Geld könntest du auf Urlaub fahren oder gönne dir doch Massagen ...*

Mein Lösungsvorschlag: Frage dich bei solchen Entscheidungen immer: *Was habe ich für ein Gefühl, wenn ich mir Folgendes vorstelle*:

- Ich bin schon in meinem neuen Job, ich sehe mich schon dort arbeiten.
- Ich koche mit dem neuen Herd und sehe, wie toll das funktioniert.
- Ich lebe in einer anderen Wohnung, wie geht es mir, wenn ich mir das vorstelle?

Wir sollten uns auch fragen: Wer oder was hält mich ab, mich für Neues zu entscheiden? Kann es eine Stimme aus der Kindheit sein, die immer wieder flüstert: *Das brauchst du doch gar nicht, spare in der Zeit, dann hast du in der Not!* Oder: *Du wirst doch das alles nicht aufgeben, wo du gar nicht weißt, ob das Neue besser wird?*

Schmeiße diese Stimmen über Bord und erwarte nicht, die absolut richtige Entscheidung zu treffen. Wir sind alle keine Hellseher. Vielleicht fragen wir uns später manchmal, was gewesen wäre, wenn wir eine andere Wahl getroffen hätten, das ist in Ordnung.

Es gibt nun mal zwei Seiten und damit kein Richtig und kein Falsch. Wir sollten einfach unseren Weg gehen oder zumindest den, der uns in diesem Moment richtig erscheint. Er ist der beste, denn er repräsentiert unsere Meinung.

## INFO

### DÜNNDARM-MERIDIAN

THEMA: ENTSCHEIDUNGEN
Lebensfreude, Verspannungen im Nacken, Traurigkeit, Kummer, nicht mehr ertragen können

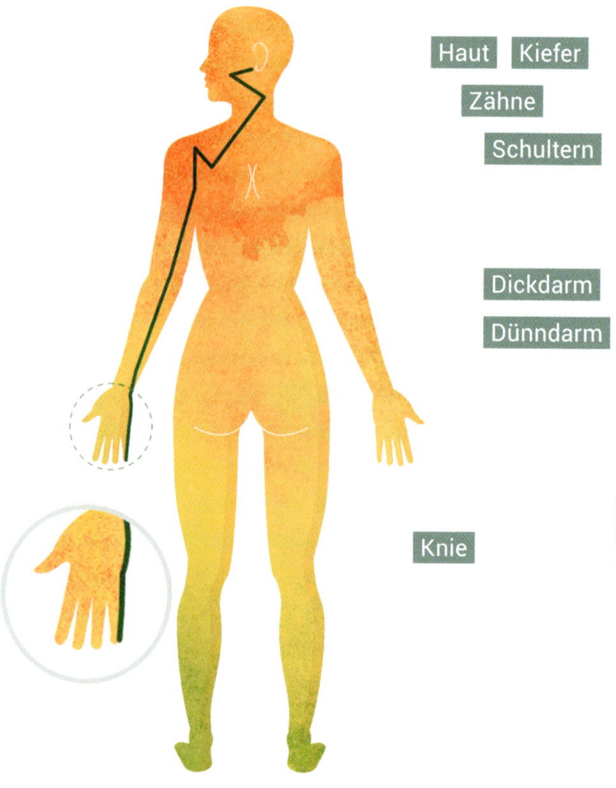


Alle Meridiane befinden sich auf beiden Körperhälften

**DER DÜNNDARM SAGT:**
***ERFREUE DICH AM LEBEN – LASS ES FLIESSEN!***

- Wo verkrampfst du dich?
- Wo gibt es ein „möchten, aber sich nicht trauen“?
- Welche Entscheidungen fallen schwer?
- Wo vertraust du dir nicht selbst?
- Kannst du dich nicht entscheiden?

Lebe deine Freude und deine Kreativität. Sei im Einklang mit dir und deiner Welt.

**Affirmation**
Ich bin voller Freude, ich hüpfe vor Freude.

## SEELENNAHRUNG

Finde Freude in dir. Entscheide dich für dich und alles, was dich anspricht.

## KRÄUTER

Meisterwurz, Engelwurz, Wegwarte

## ÄTHERISCHE ÖLE

Rosmarin, Estragon, Basilikum in Kombination mit blauer Kamille (deutsche Kamille), Pfefferminze, Fenchel

# Ist die Kindheit an meinen Problemen schuld?

Immer wieder höre ich in der Praxis: „Das kommt alles daher, weil ich so eine fürchterliche Kindheit hatte!" Ist es wirklich die Kindheit, die an so vielen Problemen schuld ist? Kann man wirklich alles auf die Kindheit schieben? Oder ist es einfach eine Ausrede, eine leichte Lösung, der Vergangenheit die Schuld in die Schuhe zu schieben, dass es mir so geht, wie es mir geht?

Natürlich ist es schwer, wenn die Kindheit nicht kindgerecht verlaufen ist, wenn man keine Liebe und keine Anerkennung erfahren hat. Oder wenn man mit den Problemen der Eltern beladen wurde und deren Streitigkeiten und vielleicht sogar Gewalt erleben musste. Da kann man schon dran knabbern. Auch meine Mutter war in dieser Richtung schwer betroffen. Ich danke meiner Mutter immer wieder, dass sie ihre Kindheit nicht auf uns Kinder übertrug, sondern uns in jeder Weise förderte. Das ist leider nicht die Regel, viele Eltern geben das Erlebte eins zu eins an ihre Kinder weiter.

***Auch wenn es in unserer Kindheit Probleme gab, sollten wir dennoch einen Schlussstrich ziehen.***

Einen wirklich bedauerlichen *Fall* hatte ich vor ein paar Jahren in der Praxis. Silvia hatte einen wirklich netten Freund, das Problem war, dass sie seine fürsorgliche Art nicht aushielt. Silvia wuchs in einer sehr gewalttätigen Familie auf. Fürsorglichkeit und Freundlichkeit lernte sie nie kennen. Sie selbst war hilfsbereit bis über beide Ohren, sie verhielt sich so, um nicht anzuecken. Wenn sie nicht alles tat, was verlangt wurde, gab es Hiebe. Also verhielt sie sich stets freundlich und war für alle da. Sie lernte nicht, dass man liebevoll behandelt wurde, ohne dass man etwas dafür tun musste. Gelobt zu werden war ihr total suspekt. Für sie war Gewalt völlig normal. Gewalt gab ihr schließlich ein Gefühl von *zu Hause sein*. Ich weiß, das ist schwer verständlich, aber hier sieht man wieder, wie sehr wir mit unseren Erfahrungen in unserem Kopf verankert sind. Dieses Gefühl der Kindheit war so stark, dass sie sich von ihrem fürsorglichen Freund trennte. Gott sei Dank erkannte sie dieses sonderbare Verhalten dann doch und machte eine langjährige Therapie. Heute geht es ihr gut, sie lebt in einer glücklichen Beziehung.

Du kennst sicher das Gefühl, dass dich jemand wütend macht und in einer offenen Wunde bohrt, wie man so sagt. Frage dich: Warum wirst du wütend, wenn dieser Mensch das sagt? Ich denke, weil er ein Gefühl aus deiner Kindheit anstößt, das immer noch nicht verarbeitet ist. Den Eltern die Schuld zuzuschieben wäre sehr verkehrt. Ich glaube nicht, dass Eltern ihren Kindern absichtlich Schaden zufügen. Sie kamen wahrscheinlich mit ihrem eigenen Leben selbst nicht zurecht und konnten daher auch nichts anderes weitergeben. Als Kind kann man das nicht verstehen und es macht die Kindheit schwer. Genau darum ist es so wichtig, nach einer schlechten Kindheit über den familiären Tellerrand zu schauen und sich möglichst bald selbstständig zu machen und Eigenverantwortung zu übernehmen.

**Wenn man älter wird, sollte man sich auch fragen:** Möchte ich so leben wie meine Eltern? Oder gibt es Alternativen? Wenn ich in meinen Vorträgen frage: „Möchten Sie wie Ihre Mutter oder ihr Vater sein?“, gibt es immer großes Gelächter. Fast niemand möchte so sein. Warum eigentlich? Wenn die Kindheit nicht gut verlief, ist das verständlich. Aber wenn es viele schöne Kindheitserlebnisse gibt, ist die Sache nicht so einfach zu beantworten. Ich glaube, es liegt an unserer Entwicklung. Wir sehen die Dinge einfach anders oder wir glauben sie anders zu sehen als die Eltern. Ich selbst, mit der Weisheit des Alters von immerhin gut 70 Jahren, erkenne immer besser, dass es doch nicht so schlecht war, was ich von zu Hause mitbekommen habe. Gewisse Dinge bekommen erst jetzt einen Wert.

Was können wir tun, wenn uns immer noch quälende Gedanken und schmerzliche Gefühle aus der Kindheit einholen? Oder wenn jemand nur etwas Bestimmtes zu sagen braucht, das uns sofort kränkt?

**Probiere es einmal mit folgender Übung:** Wenn du dich gekränkt oder wütend fühlst, schließe die Augen und überprüfe, wie alt du dich in diesem Augenblick fühlst? Du wirst erstaunt sein, denn meist siehst du dich sofort als Kind. Und du siehst auch sofort, wer die Wut oder das Gekränktsein in dir in der Kindheit ausgelöst hat.

Ein wunderschöner, weil doch eher harmloser *Fall* ist mir in Erinnerung. Im Seminar ging es darum, wie man sich im Außen zeigt. Dazu sagte die 45-jährige Lena: „Wenn ich aus dem Haus gehe, bin ich immer top angezogen und geschminkt. Selbst wenn ich nur zur Nachbarin gehe, ist das der Fall. Wie würde das denn sonst aussehen!" Wir schauten alle etwas pikiert, weil wir nicht verstanden, was sie damit meinte.

Der Seminarleiter sagte zu ihr: „Schließe die Augen und schau, wie alt du gerade bist. Und schau, wer zu dir spricht." Sie überlegte gar nicht lange und meinte: „Ich bin vier Jahre und meine Mutter sagt: Wenn wir aus dem Haus gehen, sind wir eine Prinzessin. Da ist man immer schön angezogen!" Dieses Kindheitsmuster hat Lena 45 Jahre lang mitgenommen. Sie lachte lauthals, als ihr das bewusst wurde. Leider sind nicht alle Muster, die wir in der Kindheit einfangen, so harmlos.

Nicht über alle übernommenen Muster können wir lachen und sie damit ad acta legen. Viele peinigen uns geradezu. Zum Beispiel das Selbstwertgefühl, das immer wieder niedergebügelt wurde. Oder Rituale, die wir mitmachen mussten, wie: Sonntag ist Kirchgang.

Es stellt sich die Frage, was man tun kann, wenn man sich an Ereignisse erinnert, in denen die Eltern oder jemand anderer einem Schmerz zugefügt haben. Als Erstes sollte man hinsehen und nicht wegsehen. Man sieht sich das Ereignis aus der Kindheit an, und dann kann man Folgendes machen: Wenn man gläubig ist, kann man die ganze Situation in Gottes Hände legen (das wirkt immer) oder man bittet seinen Schutzengel, diese Situation zu übernehmen.

Wenn ich selbst mir einer alten Erinnerung bewusst werde, mache ich mir zudem klar, dass ich einem Trugschluss aufgesessen bin. Diese Muster aus der Kindheit sind längst gegessen und haben keine Wirkung mehr. Wenn doch, schau ich nochmal hin, lächle und denke: Ah, du bist noch da, ab heute aber nicht mehr.

Jeder von uns hat schon vielfach bewiesen, dass er seine Frau, seinen Mann im Leben steht. Jeder hat sein Leben auf seine Weise gemeistert. Das sollten wir uns immer wieder vor Augen führen. Speziell in brenzligen Situationen.

Gefühle und Worte haben große Macht. Komischerweise neigen wir alle dazu, negative Aussagen viel tragischer und ernster zu nehmen als positive. Lob wird viel leichter abgeschmettert als Kritik. Über Kritik denken wir tagelang nach, Lob nehmen wir auf unter dem Motto: Naja, das sagt er ja nur so daher.

Hier muss ich wieder an unseren Selbstwert und unser Selbstbewusstsein erinnern. Denn auch die haben unmittelbar damit zu tun, wie wir mit unserem Leben, unserer Vergangenheit und den Äußerungen anderer zurechtkommen. Menschen mit einem gesunden Selbstbewusstsein wissen, was sie wert sind; sie können mit Kritik, Angriffen und Wut meist gut umgehen. Sie nehmen nicht alles so tragisch. Sie denken sich: Mein Gott, sollen die anderen von mir denken, was sie wollen.

**Deshalb kann ich nicht oft genug raten:** Stärke dein Selbstbewusstsein, werde dir deiner Stärke und deines Wertes bewusst. Mach dir immer wieder klar, wie gut du alles meisterst, wie tüchtig du im Beruf bist, wie gut zu Hause alles klappt.

Wann immer du ein Gefühl der Ohnmacht, des Ich-bin-ja-Nichts-wert oder des Gekränktseins hast, reagiere sofort. Schau es dir an, transformiere es, indem du dir klarmachst, dass das aus der Kindheit kommt und ein alter Hut ist.

*Sage dir: Ich lebe heute und nicht gestern oder gar vorgestern.*

# Wenn die Freundin plötzlich anders ist

Einer sehr guten Freundin geht es im Moment nicht gut. Diese Situation kennen wohl viele von uns. Egal, ob Freundin, Nachbarn oder gute Bekannte, immer wieder einmal geschieht es, dass jemand erkrankt oder auf irgendeine andere Weise schlecht drauf ist.

Momentan erlebe ich, dass eine Freundin ernsthaft erkrankt ist. Was tun? Mitleiden? Sie mit guten Ratschlägen überfordern und noch dazu verunsichern?

**Jeder von uns kennt das:** Kaum wird bekannt, dass man krank ist, kommen die abenteuerlichsten Tipps von allen Seiten. Ich kann mich noch gut daran erinnern, kaum war meine Krebsdiagnose im Krankenhaus bekannt geworden, schon bekam ich sogar von den Krankenschwestern Tipps, wo die bekanntesten Heiler zu finden sind. Alles gut gemeint, aber als sehr hilfreich habe ich es damals nicht empfunden.

Viele Menschen haben eine große Scheu, kranke Menschen zu besuchen. Weiß man, wie der Kranke drauf ist? Was soll ich sagen? Wie soll ich mich verhalten? Wenn er weint, dann heule ich ja gleich mit!

In früheren Jahren erging es mir ebenso. Heute kann ich viel besser mit kranken Menschen umgehen, denn ich überlegte, was ich tun kann, damit es mir leichter fällt, solche Situationen zu meistern. Dann kam mir folgender Gedanke: Was würde mir gefallen oder guttun, wenn ich in der Situation des Kranken wäre? Es wurde mir klar: Ich würde mich freuen, wenn mir jemand zuhören würde oder wenn man mir einfach nur eine Hand hält. Also mach ich das immer auch bei anderen.

Ich finde Floskeln wie: *Das wird schon wieder* oder *Halte die Ohren steif* wenig hilfreich. Wenn man hingegen genau zuhört, dann kann man subtile Hinweise entdecken, wo die Probleme der Erkrankten liegen. Meine erkrankte Freundin sagte zum Beispiel: „Ich war einfach viel zu stur.

Ich hätte längst etwas tun müssen, aber meine Sturheit hat das nicht zugelassen!" Sie hat diese Sturheit, wie sie es nennt, im negativen Sinn betrieben. Darin liegt nun aber auch eine große Chance. Denn sie kann diese Sturheit auch in der Gegenrichtung verwenden, sie kann aus dieser vermeintlichen Schwäche eine Stärke machen. Wenn sie die Kraft hatte, so lange Zeit stur zu bleiben und so lange zuzuwarten, dann hat sie auch die Kraft, jetzt mit dieser Sturheit ihre Gesundheit voranzutreiben. Denn auch das ist ein Kraftakt, der Mut, Disziplin, Vergebungsbereitschaft, Neuorientierung und Loslassen benötigt.

Wenn Schicksalsschläge wie beispielsweise schwere Erkrankungen oder ein großer Verlust in unser Leben treten, bleibt meist kein Stein auf dem anderen. In solchen Situationen muss Inventur gemacht werden. Da muss man die Komfortzone verlassen. Man ist aufgerufen, über sein Leben nachzudenken, vielleicht gewisse Einstellungen zu bestimmten Situationen zu überdenken und auch einiges zu verändern.

Kürzlich habe ich in ORF Science gelesen, Krebs sei eine Schicksalserkrankung, man habe eben Pech gehabt. Das glaube ich auf keinen Fall! Ich glaube, unsere Seele hat da sehr viel mitzureden. Ich kenne sehr viele Leute, die es betrifft, die Krebs oder andere schwere Erkrankungen haben, und fast jeder zieht ein zentnerschweres Problem hinter sich her. Auch wenn die Betroffenen zunächst immer beteuern: „Nein, bei uns ist alles in Ordnung, ich weiß gar nicht, warum es mich getroffen hat!", so weiß ich, dass das wohl nicht stimmt. Ich lächle dann in mich hinein und denke: „Ja, genauso habe ich auch reagiert!" Wir Menschen sind eben Großmeister im Verdrängen und im Nicht-hinschauen-Wollen. Wir wissen im Grunde ganz genau, was zu tun wäre, aber wir tun einfach so, als ginge uns das alles nichts an.

Nehmen wir doch einmal das allgegenwärtige Thema der Beziehung von Schwiegermüttern zu Schwiegerkindern. Wie oft höre ich da: „Ja, das geht schon, ich habe die Situation akzeptiert." Wenn ich dann mit der Einhandrute nachmesse, sehe ich, dass die Seele lauthals nach Hilfe ruft. Ich weiß, es ist sehr schwierig, sich Dinge einzugestehen, die Herzklopfen und Schweißausbrüche verursachen, sobald man an sie denkt. Wir kehren diese Gedanken lieber unter den Teppich und wahren die Fassade. Das Tragische dabei ist, dass wir diese Dinge zwar gut verdrängen können, unser Körper jedoch sagt: „Ach, du willst es nicht sehen? Na, dann zeige ich es dir sehr deutlich über den Körper!"

Eine eher leichte Geschichte erzähle ich euch jetzt: Franziska hat große Probleme mit der Kirche. Sie fühlte sich als Kind immer gezwungen, in die Kirche gehen zu müssen. Und ständig wurde ihr mit dem Zeigefinger gedroht: „Der liebe Gott sieht das alles!" Sie wurde davon echt geschädigt. Eines Tages saßen wir gemütlich zusammen und auf einmal drehte sich das Gespräch um den damaligen Papstbesuch in Mariazell. Es war nicht zu übersehen, wie Franziska anfing, unruhig am Sessel hin und her zu rutschen. Nach dem Essen kam sie zu mir und sagte: „Stell dir vor, während diesem blöden Kirchengespräch haben meine Hämorrhoiden wie wild zu jucken angefangen. Ich habe nimmer sitzen können." Wie ich gerne sage: Der Körper lügt nicht. Seelische Probleme gehen eben nicht am sprichwörtlichen A. vorbei.

In der Praxis sprechen wir mit den Klienten über solche Probleme, klären auf und wenn irgendwie möglich, betreiben wir auch Versöhnungsarbeit. Und siehe da, nach getaner Arbeit bilden sich ganz oft Krankheiten zurück, einfach so! Wenn also Wissenschaftler sagen, es sei nur Pech, wenn man krank wird, dann stimmt das einfach nicht. Natürlich lassen wir die Medizin nicht außen vor, aber wir ergänzen sie mit unserem Wissen und unseren Methoden.

Eine liebe Freundin war sehr traurig, weil es mit ihrer besten Freundin ein Missverständnis gab und diese die absolut beleidigte Leberwurst spielte. Sie trauerte einer wunderschönen Freundschaft nach. Meine Freundin versuchte immer wieder mit ihr zu reden, ohne Erfolg. Das nagte an ihr. Auch trafen sie immer wieder aufeinander, aber die ausgestreckte Hand wurde nicht genommen und als Reaktion suchte meine

Freundin dann immer sofort das Weite. Was konnte sie tun, was sollte ich ihr raten? Es gab nur eine Möglichkeit: akzeptieren, was war. Da ihre Ex-Freundin die ausgestreckte Hand immer ausschlug, sollte meine Freundin in der Lage sein, beim nächsten Aufeinandertreffen ohne Groll sagen zu können: „Ich finde es schade, dass du meine Hand nicht nimmst, aber ich setz mich jetzt trotzdem hier mit dir an den gleichen Tisch." Das ist sicher keine leichte Sache, aber die einzige Möglichkeit, wieder in Balance zu kommen.

Das Wichtigste ist, sich einzugestehen, ja, das tut mir weh! Und dann alles in Gottes Hände legen. Oder dem Schutzengel alles geben. Es tut auch sehr gut, mit einer neutralen Freundin darüber zu sprechen. Und auch hier ist wieder das Zuhören das Beste.

Das Schöne an der Geschichte mit der beleidigten Freundin war, dass meine Freundin erkannte, dass sie immer flüchtet, wenn es brenzlig wird. Immer wenn ihr die Ex-Freundin die kalte Schulter zeigte, ging sie weg. Heute macht sie das nicht mehr. Sie bleibt an Ort und Stelle, lässt sich nicht vertreiben und akzeptiert die Lage, wie sie ist.

Nicht immer trüben so schwerwiegende Probleme die Freundschaft. Manchmal entwickelt eine Freundin oder ein Freund einfach neue Interessen, die nicht in das Lebensbild des anderen passen. Und auf einmal ist die gewohnte Vertrautheit nicht mehr da. Das habe ich erlebt. In den 90er-Jahren habe ich meiner Gesundheit zuliebe die ersten Seminare für mein neues Leben besucht, und dann mit zunehmendem Interesse immer mehr. Und schon war ich als esoterisch abgestempelt. Der alte Freundeskreis reagierte mehr als reserviert; er hat sich im Laufe der Zeit sehr verändert. Ich glaube, jede Zeit hat ihre Freunde. Es sind dann viele andere Menschen in mein Leben getreten. Und ich denke, solche Veränderungen sollte man akzeptieren. Auch hier gilt wieder das Prinzip des Loslassens.

Schau, solche Veränderungen hat jeder von uns schon erlebt. Was ist aus deiner besten Schulfreundin geworden? Aus den Augen verloren? Oder die ehemaligen Arbeitskollegen? Man begleitet sich eben eine Zeitlang und dann treten neue Freunde ins Leben. Genauso sollten wir es auch sehen, wenn eine Freundschaft ins Schleudern kommt. Wir entwickeln uns eben alle unterschiedlich. Ich lebte 34 Jahre nicht in der Gegend, wo ich aufwuchs, und dann ging ich wieder in die alte Heimat zurück. Bloß, es war keine Heimat mehr. Es gab praktisch keine alten Kontakte mehr. Unsere Wege waren viel zu unterschiedlich gewesen. Inzwischen habe ich aber wieder sehr viele sehr nette Bekannte und Freunde. Auch hier sind Offenheit und viel Toleranz gefragt.

Es ist viel besser, jemanden ziehen zu lassen, als sich zu ärgern und zurückgesetzt zu fühlen oder sich gar zu denken: *Ich habe Schuld!* Viele von uns denken ständig *Ich bin schuld!*.

***Nein, du bist nicht schuld. Jeder hat Verantwortung für sich selbst. Und wenn es nicht mehr passt, dann passt es eben nicht mehr. Dann ist Loslassen angesagt.***

Schau dir in aller Ruhe deine Freundschaften an, welche machen dich glücklich? Wem möchtest du deine Hilfe anbieten? Und wo wäre es besser, sich zurückzuziehen?

Freundschaften, die passen, sind sehr bereichernd, pflegen wir sie!

# Plaudern oder jammern?

Plaudern oder jammern, was ist der Unterschied? In unserer Kultur steht meist das Jammern im Vordergrund. Wenn ich mich so umhöre in Lokalen oder in Arztpraxen – was man da so alles hören kann! Überall wird gejammert!

Ich mache da nicht mit, denn das Jammern ist nicht förderlich für mein Leben. Ich bin lieber eine Plaudertasche mit positiven Gesprächen.

Bist auch du so eine Plaudertasche, die sich gern mit Freunden und Bekannten austauscht? Also ich schaffe es nicht, Menschen bei allen möglichen Gelegenheiten *nicht* anzusprechen. Meine Mutter verstand das nie. Sie saß drei Stunden im Zug, ohne mit jemandem auch nur *ein* Wort zu wechseln, außer sie wurde angesprochen. Von ihr kam nichts, gar nichts. Für mich undenkbar, ich bin neugierig und liebe es, mich mit anderen Menschen auszutauschen.

Natürlich sollte auch das Thema passen – dann kann Plaudern so richtig zum Genuss werden. Ich war dieser Tage bei meiner Tante Hilde, sie ist stolze 93 Jahre alt und so richtig gut drauf. Mit ihr kann man plaudern in Reinkultur. Und das liebe ich.

Wie geht es dir damit? Bist du wie ich oder willst du lieber deine Ruhe?

Ich glaube, es kommt sehr stark darauf an, welche Themen wir beim Plaudern ansprechen. Leider erlebe ich viel zu oft, dass das Jammern überwiegt. Sämtliche Katastrophen dieser Welt und jede Art von Krankheit überlagern oft die freudigen Gespräche. Hört doch mal zu, was sich in einem Arztvorzimmer abspielt! Die Leute wollen sich anscheinend mit ihren Wehwehchen und Krankheiten übertrumpfen. Das erzeugt keine positive Energie. Stattdessen könnte und sollte man jedes Gespräch dazu nutzen, den Tag zu verschönern.

Sprichst du auch mit dir selbst? Also, ich bin Großmeisterin in Sachen Selbstgespräch. Und obwohl ich schon 25 Jahre lerne und lehre, ertappe ich mich immer wieder dabei, dass ich sehr abwertend mit mir über mich rede. Fällt mir etwas auf den Boden, höre ich mich sagen: *Meine Güte, kannst du nicht besser aufpassen?* Oder: *Na, super, das hast du wieder sauber verbockt!*"

Genau diese innerlichen Dialoge prägen unser Leben. Was glaubst du, wie unser Gesichtsausdruck ist, wenn wir so unsanft mit uns sprechen? Hier werden Falten geboren, und zwar die, die wir nicht gern an uns sehen.

Ich kenne eine Frau, sie dürfte im 90. Lebensjahr sein, die geht im Sommer jeden Tag schwimmen und hat unglaublich viele Falten, aber ausschließlich Lachfalten. Ich hörte diese Frau noch nie schlecht über jemanden sprechen, sie ist immer neugierig, aufgeweckt, lustig und dankbar. Eine wahre Frohnatur, und so sieht sie auch aus. Keine Falte möchte ich in diesem Gesicht missen, am liebsten würde ich hier ein Foto von ihr zeigen. Sicherlich hat auch sie Tage, die ihr nicht gefallen, aber sie weiß schlechte Augenblicke sehr schnell ins Positive zu drehen. Ein wahres Vorbild für uns *Junge*!

Überlegen wird doch einmal, warum wir so oft auf unsere Schwächen schauen:

- Vielleicht haben wir immer gehört: *Du kannst ja nichts.*
- Oder wir vergleichen uns immer mit anderen, von denen wir glauben, sie könnten es besser?
- Weil wir oft gehört haben, *Eigenlob stinkt*?
- Weil wir jede Kritik zu tragisch nehmen?
- Weil wir alles, was jemand sagt, direkt auf uns persönlich beziehen?

Es gibt noch viele weitere Gründe, die es uns leichtmachen, uns abzuwerten. Das können wir nämlich viel besser als uns zu loben und gut von uns zu sprechen.

**Eine Klientin meinte zu diesem Thema:** „Ja, du, du tust dich leicht, du kannst ja alles, was du anfasst!" Das hat mich stutzig werden lassen, denn darüber hatte ich noch nie nachgedacht. Ich habe meine Ideen immer verwirklicht, es einfach gemacht und darin nie etwas Außergewöhnliches gesehen. Aber darum geht es ja auch gar nicht. Es geht darum, dass diese Bekannte etwas in mich hineininterpretiert hat, von dem sie glaubte, dass sie das nicht konnte.

Es mag schon sein, dass sie nicht so gut sprechen oder nicht so gut mit dem Computer umgehen kann, dafür kennt sie sich unheimlich gut mit Pflanzen und Tieren aus, wovon ich selbst keine Ahnung habe. Das aber sieht sie nicht, und das ist ihr Problem. Sie vergleicht und fühlt sich ständig unter Druck, weil sie ihren Blick nur auf das richtet, was sie *nicht* kann. Dabei kann sie so viel! Ich hab sie dann gefragt, was sie den ganzen Tag macht und was sie gerne macht. Sie hat für ihr Haus sehr viele Vorhänge gehäkelt (was ich nie könnte), sie hat das Kind ihrer behinderten Schwester großgezogen, sie kocht wie eine Weltmeisterin, macht die besten Schaumrollen und ist eine begnadete Gärtnerin. Warum also wertet sie sich ab? Nur weil sie nicht mit Computern umgehen kann? Das hat sie auch gar nicht nötig, außerdem hätte sie auch gar keine Zeit dafür übrig. Sie machte große Augen, als wir das alles besprachen. So sah sie das noch nie. Und genau darum geht es. Wie sollen wir uns lieben, wenn wir – und wir tun es wirklich selbst – uns ständig unsere Schwächen vor Augen führen, anstatt auf *das* stolz zu sein, was wir super können?

Geht es euch in Gesprächen oft auch so? Meist dauert es nicht lange und man landet bei Problemen, Krankheiten und Jammerei. Und was dann? Mitjammern? Oder traut ihr euch zu sagen: *Können wir nicht von schöneren Sachen sprechen?*

Ich kann mich noch gut an die Anfänge meiner Arbeit mit Klienten erinnern, mehr als 25 Jahre ist das her. Mein Hausarzt war sehr offen für meine Arbeit, und so trafen wir uns einmal in einer kleinen Runde:

der Doktor mit seiner Frau, sie war ebenfalls Ärztin, der Apotheker, der Pfarrer, meine Freundin und Seminarreferentin Monica aus der Schweiz und ich. Es hätte recht nett werden können, aber dann rutschte das Gespräch ab zu Kriegsthemen und wie schwer der Alltag ist und was weiß ich noch alles. Auf einmal sagte meine Freundin aus der Schweiz laut und deutlich: „So habe ich mir das nicht vorgestellt. Wenn wir jetzt nicht das Thema wechseln und darüber reden, was uns fasziniert, gehe ich nach Hause!" Den Männern blieb buchstäblich der Mund offenstehen. Doch dann rissen sie sich mächtig zusammen und es wurde ein sehr interessanter Abend.

Ich glaube, ich hätte mich das nicht getraut. Hättest du dich das getraut? Es war ein Paradebeispiel, zu sich zu stehen. Wir haben es in der Hand, wie gesprochen wird. So viele Menschen nehmen alles todernst, was andere sagen, anstatt ganz einfach zu sagen, „Ich sehe das ein wenig lockerer!".

Höre doch einmal den Menschen in deiner Umgebung zu, wie und was sie miteinander sprechen. Und dann sei ganz ehrlich zu dir selbst: Möchtest du so sprechen? Möchtest du da mitreden? Eigentlich wollen wir das nicht, aber wir tun es trotzdem, weil wir dazugehören möchten. Der Haken an der Sache: Mit dieser Energie gehen wir dann nach Hause. Meist mit Problemen beladen und sorgenvoll – und dann auch noch ärgerlich, weil wir wieder mitgemacht haben, was wir eigentlich nicht mehr tun wollten. Es wäre sehr mutig zu sagen: „Ich geh jetzt, ich will diese Geschichten nicht hören!"

Ich bin seit 45 Jahren in einer sehr kreativen Strickrunde. Da einige von uns schon älter sind, haben sich die Krankengeschichten vermehrt. Um gegenzusteuern, habe ich ein Sparschwein mitgebracht und gesagt: „Jeder, der über Krankheiten zu reden beginnt, muss einen Euro reinwerfen." Eines Tages hat die Jüngste der Strickrunde gesagt: „Meine Schwiegertochter ist schwanger, muss ich jetzt auch einen Euro reinwerfen?" Sie hat sich sehr gefreut, wir haben sehr gelacht, weil sie es spaßeshalber als Krankheit unter Anführungszeichen gebracht hat.

Wir machten uns mit dieser Sparschweingeschichte damals bewusst, wie schnell es gehen kann, dass die Stimmung kippt, wenn die Gespräche in die falsche Richtung gehen, nämlich in die ewigen Krankheitsgeschichten. Dem wollten wir entgegenwirken.

Es gibt so viele schöne Dinge zu erzählen. Über interessante Vorträge, Bücher, Lesungen, Filme, Erfolge in der Arbeit und Familie. Wie lustig ist es doch, kleine Pannen im Familienleben oder mit Freunden auszubreiten, wo alle herzlich lachen können. Auch ist es wichtig, dass man über sich selber lachen kann. Und hier sind wir wieder beim Thema Selbstbewusstsein, denn Selbstbewusstsein gehört dazu, wenn man seine Peinlichkeiten zum Besten gibt.

*Über sich selbst zu lachen ist einfach die beste Medizin.*

Sie sehen schon, plaudern und plaudern ist ein Unterschied. Ich glaube, wir alle sollten immer wieder einmal beobachten, was wir denn so plaudern. Ich glaube, unser Leben wird sehr viel besser, wenn wir ein bisschen innere und äußere Redehygiene betreiben und uns manchmal auf die Lippen beißen, wenn wir Sachen sagen, die niemanden etwas bringen und uns nur runterziehen.

So wünsche ich eine fröhliche Zeit mit aufbauenden lustigen Plaudereien, die uns lachen lassen und gesund erhalten.

# Laufen wir unseren Gefühlen davon?

Joggen, radeln, wandern … die Welt ist auf den Beinen. Warum ist das so? Halten es die Menschen zu Hause nicht mehr aus? Können sie sich nicht mehr mit sich selbst beschäftigen? Sind es die Gefühle, die hier rausmüssen in der Natur?

Inspiriert zu diesen Zeilen hat mich ein Bericht aus *Welt der Frau*, meiner Lieblingszeitschrift. Da schrieb eine junge Frau über den Sommer, den sie als Sennerin verbracht hatte, und über ihre tollen Erfahrungen bei diesem Erlebnis. Sie musste lernen, mit der Sonne als einziger Lichtquelle auszukommen und sich nach dem Wetter auszurichten. Einfache Aktionen wurden zur Herausforderung, banale Handgriffe gestalteten sich umständlich. In einer automatisierten Welt hackt man kein Holz, um Feuer zu machen, macht kein Feuer, um Wasser zu wärmen, wärmt kein Wasser, um Wäsche, Geschirr oder den Körper zu waschen. In einer digitalisierten Welt schleppt man keine 15-Kilo-Autobatterie über die Berge, um sie als Handy-Ladestation zu nutzen. In einer modernen Welt ist der Kühlschrank kein entlegener Brunnen, in dem man mit Steinen beschwerte Milchflaschen versenkt, sondern ein Haushaltsgerät. Und das Wichtigste – man ist auf sich selbst gestellt, man muss mit sich alleine fertig werden. Das war die wichtigste Erkenntnis der Sennerin auf der Alm.

Nicht die Einsamkeit macht Angst, sondern im Alleinsein die Konfrontation mit sich selbst. Und genau da liegt das Problem. Ich glaube nämlich, dass ganz viele Menschen sporteln, um sich von aufkommenden Gefühlen freizulaufen. Aussprüche wie „Dann setz ich mich aufs Radl und vergesse alles“ oder „Beim Laufen wird der Kopf frei, danach geht es wieder“ kennen wir alle. Ja, das glaub ich gern, aber wie ist es um das Herz bestellt?

Gefühle lassen sich nicht mit einem Knopf wegdrücken. Sie zeigen uns auf, wo unsere Aufgaben im Leben liegen. Nur wenn ich mich traue, einen Blick in mein Inneres zu werfen, kann ich diese Gefühle auch bearbeiten. Wir alle sind ganz, ganz groß im Verdrängen. „Ah, geh, das ist längst vorbei, da denk ich gar nicht mehr drüber nach!", höre ich oft. Das ist aber nur dann die Wahrheit, wenn ich die Sache aufgearbeitet und sie dann wirklich abgeschlossen habe.

Problematisch ist es, wenn man die Sache verdrängt und partout nicht hinschauen will. Dann bekommt man vom Leben immer wieder einen Stups. Dann wird man im Leben immer wieder an diese Sache herangeführt. Etwa, indem man einen Film sieht, der das verdrängte Thema behandelt, oder man hört ein Lied, bei dem man eine Gänsehaut bekommt. Oft gibt es einen Stich ins Herz oder man bekommt Magenschmerzen oder Durchfall. Unser Körper ist der beste Seismograf.

Eine Cousine von mir hatte Lymphdrüsenkrebs. Einige Jahre später verspürte sie nun wieder einen verdächtigen Knoten am Hals. Das Halsenergiezentrum ist auch für unsere Wahrnehmung zuständig. Die Cousine ist 1943 geboren und bekam vom Krieg gefühlsmäßig noch viel mit. Diese Energie verband sich nun mit Kriegsbildern, die man ja dauernd in den Nachrichten sieht. Ihre innere Wahrnehmung litt so stark, dass sich genau am Hals etwas bildete. Sie hatte die Gefühle der Kindheit nie aufgearbeitet und jetzt wurde sie so richtig damit konfrontiert. Sie sagt selbst, sie hält solche Bilder gar nicht aus. Weil sie eben an alte Gefühle anknüpfen, die ihr nicht einmal bewusst waren, aber trotzdem wirken.

Ich sehe mir deshalb schon lange keine Nachrichtensendungen mehr an. Berichte über Krieg, Terror und andere schlimme Dinge schalte ich einfach aus. Ich kann die Welt nur in mir verändern und Frieden vorleben und darauf achten, dass in meinem Umfeld Frieden herrscht. Es ist so wichtig, dass in der Familie Frieden herrscht. Dieser Frieden kann nur mit Vergeben und Verzeihen beginnen. Nur so kann der Ring des Friedens dann größer werden und sich auf weitere Menschen ausdehnen.

Auch wenn man sich all die schlechten Nachrichten nicht ansieht, ist es unabdingbar, dass wir unsere Gefühle zulassen, anschauen und sie dann in Gottes Hände legen. Oder wir schreiben sie auf und beenden das Schreiben mit *Friede sei mit euch* und verbrennen das Geschriebene dann.

Ja, die Konfrontation mit den Gefühlen kann ganz schön anstrengend sein. Aber nur dadurch lernen wir uns kennen und können an uns arbeiten.

Wenn es um Gefühle geht, lohnt es sich zu fragen, wer die wichtigste Person in unserem Leben ist. Wenn ich dich jetzt fragen würde: Wer ist es denn, die wichtigste Person in *deinem* Leben? Der Mann, die Kinder, die Mama ... oder bist du es vielleicht selbst? Wenn du es selbst bist, dann gratuliere ich dir von ganzem Herzen. Denn wir müssen uns selbst wichtig nehmen, nur so können wir auch andere wichtig nehmen. Nur wenn wir selbst glücklich sind, können wir das Glück weitergeben.

**Man muss sich das so vorstellen:** Wir alle erleben negative Gefühle, so haben wir manchmal Angst, manchmal ärgern wir uns, manchmal fühlen wir uns angegriffen oder gekränkt. Dazu kommt noch, dass wir auch wütend und zornig sein können. Oder wir fühlen uns frustriert, nicht ernstgenommen etc. Jedes Gefühl, das uns schmerzt, lagert sich irgendwo im Körper ab. Zuerst geschieht das nur im Energiekörper, unserer Aura, die feinstofflicher Natur ist.

Stelle dir bitte eine Zeichnung eines Körpers vor, und darauf viele dunkle Punkte, wo der Ärger pickt oder die Kränkung oder der Zorn. Wenn wir unsere negativen Gefühle nicht loslassen können, werden diese dunklen Punkte immer dicker. Und was noch viel prekärer ist, wir gehen in Resonanz mit anderen Menschen. Das heißt, wenn wir eine Person treffen, die auch einen Ärger-Punkt hat, werden wir mit ihr hauptsächlich über Ärgerliches sprechen – und der Punkt bekommt wieder Nahrung. Und so geht es mit allen anderen Punkten auch. Wir treffen immer Menschen, die ebenfalls solche Punkte mit sich tragen und mit uns in Resonanz gehen – und ärgern uns von neuem, sodass wir ständig wieder Ärger oder Kränkungen erfahren.

Wie kommen wir aus diesem Hamsterrad heraus? Es fängt alles mit Vergebung an. Als Erstes müssen wir uns selbst vergeben, dass wir diese negativen Punkte überhaupt angenommen haben. Denn niemand zwingt uns, dass wir uns ärgern, kränken, wütend werden etc. – das tun wir alle ganz von alleine. Wir müssen bei uns selbst anfangen, diese Gefühle loszulassen und zu verabschieden.

Ein Beispiel:

Ich vergebe mir und lasse den Zorn los. Dafür hätte ich gerne einen anderen Punkt, und zwar den Punkt der Gelassenheit. Ich heiße die Gelassenheit in meinem Leben willkommen.

Ein weiteres Beispiel:

Der Punkt der Kränkung. Wie oft legen wir jedes Wort auf die Goldwaage und sind zu Tode beleidigt. Also vergeben wir uns, dass wir uns kränken, lassen es los und wünschen uns für diesen Punkt zum Beispiel neues Selbstbewusstsein. Anstatt die Beleidigung auszustrahlen, sind wir nun selbstbewusst.

Dass diese Arbeit nicht leicht ist, weiß ich, aber es muss ja nicht alles auf einmal geschehen, wir haben diese Gefühle ja auch nicht an einem Tag aufgebaut. Freuen wir uns über kleine Fortschritte.

Wichtig ist, dass wir immer wieder einmal innehalten und hineinhorchen, welches Gefühl im Augenblick in uns ist. Wichtig ist auch, dass wir unsere Gefühle kennenlernen und nicht gleich wieder die Flucht ergreifen, etwa durch Joggen, mit Ohrstöpseln und lauter Musik, um die unangenehme Musik in mir nicht zu hören. Dabei ist die Musik in uns viel interessanter. Und sie kann unser Leben ganz wunderbar verändern.

**Tipp:**
Machen wir eine Liste, welche Gefühle oder Punkte wir durch welche ersetzen wollen. Beispielsweise Angst durch Mut und Vertrauen, Ärger durch Gelassenheit, Kränkung durch Selbstbewusstsein, Zorn durch Ruhe, Wut durch Energie, Sich-angegriffen-Fühlen durch Gleichgültigkeit. Ich fände es wunderbar, wenn wir alle nachdenken würden, welche Eigenschaften wir austauschen und welche neuen wir in unser Leben ziehen wollen.

Die dunklen Punkte in unserer Aura durch strahlendhelle zu ersetzen – das lohnt sich allemal.

# Liebe dich – flüstert die Niere

Ich habe eine Beziehung. Was heißt das eigentlich? Im landläufigen Sinn ist damit die Beziehung eines Paares gemeint. Aber ist das korrekt? Ich kann auch Beziehungen zu meinen Eltern, den Nachbarn, Freunden und Kollegen haben. Manchmal weiß ein Kollege oder Freund mehr von mir als der Partner.

Auf alle diese Partnerschaften oder Beziehungen, seien es gute oder schlechte, reagieren unsere Nieren. Die Nieren sprechen zu uns, sie sagen: *Sei zufrieden mit dir, dann bist du auch glücklich und zufrieden mit deinem sozialen Umfeld.* Wir alle wissen, wenn wir gute Tage haben, dann verstehen wir uns auch mit anderen Menschen gut. Das ist das Gesetz der Resonanz.

Was ich aussende, bekomme ich zurück; wie ich in den Wald rufe, tönt es zurück. Deshalb ist es sehr wichtig, dass ich meine Gedanken kontrolliere, denn, ihr könnt es mir glauben, auch ich möchte nicht alle Gedanken, die ich denke, wieder zurück.

Unsere Gedanken und Gefühle lassen unsere Organe eine deutliche Sprache sprechen. Wenn eine Niere einer Klientin angegriffen ist, ist meine erste Frage: „Kann es sein, dass du mit jemandem nicht gut auskommst?" Schon am Blick erkenne ich, dass ich den Nagel auf den Kopf getroffen habe. Dabei ist es nicht diese andere Person, die für mein Problem verantwortlich ist, sondern ich bin es leider immer selbst.

Es wäre so schön zu sagen: „Weil dieser und jener Mensch so gemein ist, deshalb geht es mir schlecht." Doch das ist nicht der Fall. Andere Menschen stoßen lediglich etwas an, das in mir noch unerledigt ist. Wenn zum Beispiel der Chef zu mir sagt, ich sei unfähig, könnte es sein, dass ich in mir sofort die alten Worte meines Vaters höre: „Du bist doch zu allem zu blöd, aus dir wird nie etwas!" Das kann zur Folge haben, dass ich meine rechte (männliche Seite) Niere spüre. Weil hier schlummert bereits meine durch alte Aussagen meines Vaters oder Lehrers abgelegte *Unfähigkeitsenergie*. Diese wartet nur drauf, dass sie wieder einmal auflodern kann. In einem solchen Fall sollte ich stark genug sein, meine *Zufriedenheitsenergie* aktivieren und diesen alten Punkt abhaken. Jeder hat einmal einen schlechten oder besser gesagt, einen *förderungsfähigen* Tag.

***Man sollte so ein Aufflammen alter Geschichten einfach akzeptieren und sagen: „Ja, heute geht es mir so, morgen wird es anders sein. Ich bin erwachsen und diese alten Geschichten lasse ich jetzt endgültig los."***

Das ist leichter gesagt als getan, deshalb schauen wir jetzt einmal genauer hin, warum wir immer so empfindlich reagieren. Was könnte alles dahinterstecken?

- Meine Privatsphäre ist verletzt.
- Ich fühle mich angegriffen.
- Ich fühle mich nicht ernstgenommen.
- Ich fühle mich unterlegen.
- Ich fühle mich nicht gut genug, ich denke, die anderen sind besser als ich.

Wenn ich solche Gefühle habe – und glaube mir, die haben wir alle in gewissen Situationen –, muss ich mich fragen: Warum geht es mir so? Wie ist die Beziehung zu mir selbst? Was halte ich von mir selbst? Fühle ich mich so verletzt, weil es genau das Gefühl ist, das *ich selbst* von mir habe? Habe ich in mir das Gefühl, dass ich nichts wert bin, dass ich nichts kann, dass ich nicht gut genug bin?

Solche Gefühle treffen nicht nur das Herz, sondern auch die Nieren. Darum sagen viele auch: *Das geht mir an die Nieren.* Der Volksmund trifft das wieder einmal punktgenau.

Die Frage ist, was kann man tun, damit diese Energien meinen Nieren nicht schaden?

**Ich sollte einmal nachdenken und fühlen:** Wo gehe ich noch in Resonanz, was regt mich besonders auf und warum?

**Dann kann ich gezielt sagen:** Ach so, da liegt noch was, da sollte ich vielleicht versöhnlicher oder toleranter werden. Solange wir es nicht schaffen, eine Einheit, ein Gefühl des Glücklichseins in uns zu finden, reagiert die Niere mit Ziehen und Schmerzen hinten am Rücken, und es kann auch sein, dass die Blase brennt und wir das Gefühl haben, dringend auf die Toilette gehen zu müssen.

Die Niere regelt nicht nur unseren Wasserhaushalt und wäscht unser Blut, nein, es werden auch unsere bewussten und unbewussten Gefühlsempfindungen verarbeitet, gereinigt, gefiltert und losgelassen. Dabei wird eine Menge neuer Energie frei. In der chinesischen Medizin werden die Nieren als Sitz der angeborenen Konstitution, der stofflichen Basis und des stofflichen Potenzials bezeichnet. Sie geht sogar so weit, die Nieren als Wurzel des Lebens zu sehen. Die chinesische Medizin geht davon aus, dass die Nieren Geburt, Entwicklung und Reifung des Menschen beeinflussen und unsere Lebenseindrücke speichern.

Sehr interessant finde ich den Verlauf des Nierenmeridians. Er geht von der kleinen Zehe hoch über den Körper bis unter das Schlüsselbein.

Warum ich das interessant finde, veranschaulicht folgende Geschichte: Nach zwölf Jahren des Lernens, was alles mit alternativen Heilmethoden möglich ist, war ich endlich so weit, mein allererstes Seminar selbst abzuhalten. Für mich war das ein wirkliches Highlight.

**Folgendes geschah:** Eine junge Frau, Silvia, klagte über einen Verspannungsschmerz im Bereich des Schlüsselbeins. Sie habe sich anscheinend beim Reiten verspannt. Bis dahin hatten ihr sämtliche Therapie nicht geholfen. Arzt, Physio, Massage usw., alles erfolglos. Ich schaute bei den Heilzonen nach Dr. Hannelore Fischer-Reska, welcher Meridian betroffen war. Genau unter dem Schlüsselbein liegt der Nierenmeridian. Also haben wir diesen Meridian gestärkt und die Schmerzen waren ganz schnell weg. Es hatte an der gestörten Nierenenergie gelegen. Frau Silvia war sehr erstaunt, denn sie hatte als Kind schon immer Blasen- und Nierenprobleme. Auch Kinder reagieren schon mit Nierenproblemen, wenn sie einen Streit der Eltern mitbekommen. Eifersüchteleien unter Kindern ist auch ein großes Beziehungsthema. Beziehungen sind auch für Kinder schon sehr wichtig. Sie sind die Seismografen der Eltern und übernehmen oft unbewusst deren Krisen und leiden mit.

Auch diesen Zusammenhang möchte ich nicht verschweigen: Ich muss immer lachen, wenn ich höre, dass sich jemand die Achillessehne gerissen hat. Auch das ist Nierenzone. Meiner Erfahrung nach bedeutet das: Man würde gern mehr Sex haben. Auch die Chinesen gehen davon aus, dass die Nieren eine Beziehung zu den Sexualfunktionen haben und sie die Fortpflanzungsenergie erzeugen. Ihr seht: So wichtig sind unsere Nieren!

Stell dir folgende Fragen, wenn du Probleme mit den Nieren hast:

- Hast du Vertrauen oder Angst?
- Bist du zu hart und aggressiv zu dir selbst?
- Verabscheust du deinen Körper oder liebst du dich ohne Wenn und Aber?
- Kritisierst du dich oft selbst?
- Blockierst du dich mit Kritik und einschränkender Vernunft?
- Unterdrückst du deine Gefühle?

Nimmt man die Fragen genauer unter die Lupe und beantwortet sie ehrlich (wirklich ehrlich!), dann bringt man oft viel Licht ins Dunkel.

### Ein Beispiel aus der Praxis:

Alois kam zu mir und beklagte, dass seine Nierenwerte immer im Keller seien. Keine Therapie schlug an. Schnell fand ich heraus, dass es an seiner linken Niere lag. Die ist dem weiblichen Prinzip zugeordnet. Also fragte ich ihn, wie es um seine Partnerschaft bestellt war. Er erzählte mir, dass er geschieden und glücklich neu verheiratet sei. Mit der Ex habe er ein gutes Verhältnis.

Ich habe dann mit meiner Einhandrute getestet und herausgefunden, dass er mit der Ex zwar gern ein gutes Verhältnis hätte und dass der

Kopf dazu bereit war, aber dass das Herz und damit auch die Niere noch immer im Leid verhaftet waren. Er musste also noch versöhnlicher werden. Das war ihm überhaupt nicht bewusst, aber er nahm es dankbar an. Er war sehr erstaunt über die Erkenntnis und vor allem auch darüber, dass sich die Nierenwerte dann schnell erholten.

*Und da sage einer, dass Gefühle nichts zu sagen hätten!*

Immer, wenn wir mit jemandem nicht gut auskommen, sollten wir uns fragen: Was stößt diese Person gerade in mir an? Welches Gefühl löst sie in mir aus? Würde ich gerne die Energie dieser Person haben? Ihr Selbstbewusstsein, ihre Fröhlichkeit, ihre Sicherheit? Was hat dieser Mensch, was ich nicht habe und mich deshalb ärgere? Du kannst dich auch fragen, wo du im Moment nicht in Balance bist.

Es ist wichtig, immer wieder bei sich selbst zu schauen: Was kann ich tun, dass es mir gut geht? Nur wenn das gelingt, nur wenn es uns gut geht, kommen wir in eine Energie, gute Beziehungen gestalten zu können. Erst dann ist Ausgeglichenheit da. Dann sprechen wir mit anderen auf Augenhöhe, fühlen uns nicht kleiner und haben die Sicherheit, die uns schützt.

Beziehungen sind gut und wichtig für unser Leben. Schon Konrad Adenauer sagte:

*Nimm die Menschen, wie sie sind. Andere gibt es nicht.*

Das ist im Prinzip der Dreh- und Angelpunkt. Ich ergänze das Zitat folgendermaßen: Nimm nicht nur die anderen Menschen, wie sie sind, sondern nimm auch dich, wie du bist!

Das Klagen einer Niere:

„Oh mein Gott“, stöhnt die rechte Niere: „Merkt sie denn immer noch nicht, wie sehr sie sich selbst verletzt? Immer und immer ist der Partner schuld, er liebt sie zu wenig, er kritisiert zu viel, er redet zu wenig, er macht nichts im Haushalt, er merkt nie, was sie alles macht, er lobt sie nie, er behandelt sie wie ein Möbelstück. Er ist zu allen anderen netter als zu ihr!“

Die Niere ist der Verzweiflung nahe. Wie kann sie ihr nur sagen: „Hallo, schau doch mal auf dich! Wie sind deine Gedanken über dich? Liebst du dich selbst? Kritisierst du dich ständig? Du sagst dir doch dauernd, dass du nichts kannst, dass du zu langsam bist, nichts wert bist. Du schaust ständig, was die anderen tun, du schaust immer, was andere über dich denken, du wartest ständig, dass dir jemand sagt, wie toll du bist. Aber wie kann das jemand zu dir sagen, wenn du von dir selbst nichts hältst? Merkst du nicht, wie ich leide? Spürst du nicht die Schmerzen, die deine Gedanken, dein Handeln mir machen? Merkst du nicht, was dein Partner dir in seinem Handeln zeigt? Er hält dir ständig einen Spiegel vor, der dir sagen soll: Mach was aus dir, tue alles das, was dir gefällt. Bitte, bitte, fang an, dich selbst zu lieben, dich anzuerkennen, dich anzunehmen, wie du bist, werde eine zufriedene Frau, liebe dich, wie du bist. Dann komme ich endlich wieder in Harmonie und kann dir in Liebe dienen.“

*Deine Niere!*

# INFO

## NIEREN-MERIDIAN

THEMA: ANGST

Probleme mit nahestehenden Personen. Unergründliche Urängste.
Zufriedenheit mit mir selbst und mit anderen. Selbstliebe.

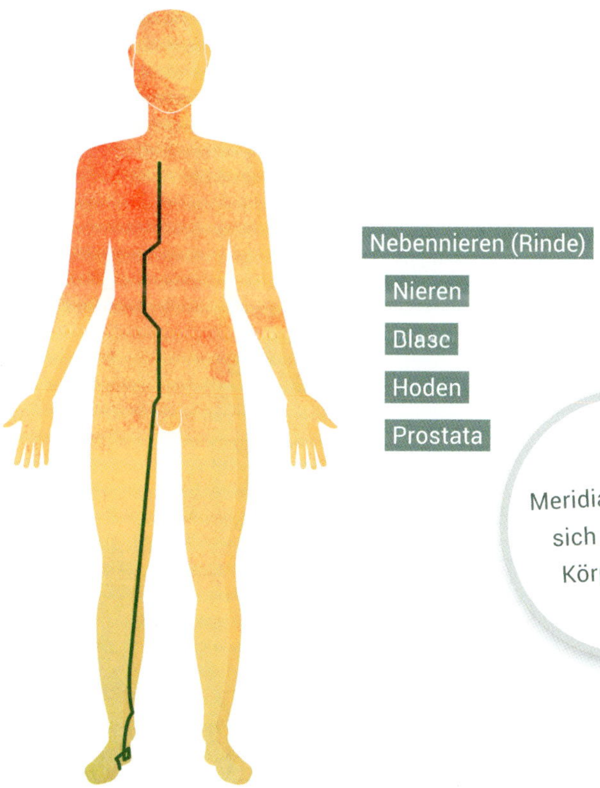


Alle Meridiane befinden sich auf beiden Körperhälften

## DIE NIERE RUFT: *BRINGE DIE BEZIEHUNG ZU DIR SELBST IN ORDNUNG!*

- Hast du Vertrauen oder Angst?
- Verabscheust du deinen Körper oder liebst du dich ohne Wenn und Aber?
- Kritisierst du dich oft selbst?
- Blockierst du dich mit Kritik und einschränkender Vernunft?
- Unterdrückst du deine Gefühle?

Die Nieren stehen dafür, dass du immer wieder neu in dir selbst geboren wirst, wenn du alte Sorgen und Trauer von dir abwäschst, wenn du alles von deinen Schultern abfließen lässt, was im Jetzt nichts als Ballast bedeutet. Sei offen für dieses Gefühl der Befreiung.

**Affirmation**
Ich spüre meine sexuellen Energien.

## SEELENNAHRUNG

Nimm andere Menschen, wie sie sind, und auch dich, wie du bist. Erkenne, du bist liebenswert und ganz ok.

## KRÄUTER

Goldrute, Schafgarbe, Brunnenkresse, Zypresse, Liebstöckel, Zinnkraut

## ÄTHERISCHE ÖLE

Wacholder, Geranie, Fenchel, Anis

# Sorgst du gut für dich?

Was antwortest du, wenn du aus heiterem Himmel gefragt wirst: „Sorgst du auch gut für dich?“ Du denkst vielleicht: Puh, was für eine Frage? Halte kurz inne, was würdest du darauf sagen? Auf meine Frage hin, sagten manche: „Ja, sicher, ich habe ja alles!“ Aber meine Frage war nicht, ob sie alles *haben*, sondern ob sie *gut für sich sorgen* würden. Das ist ein großer Unterschied.

Eine Bekannte erzählte mir, dass ihr ehemals so aktiver Mann jetzt im Alter träge geworden ist und ständig bei ihr in der Küche sitzt. Und wahrscheinlich gibt er zu ihren Kochkünsten noch seinen Senf dazu. Ihr wird das viel zu eng. Sie sagt aber nichts zu ihrem Mann, um den Frieden zu erhalten.

**Es stellt sich die Frage:** Sorgt diese Frau gut für sich? Sie hat zwar alles – aber reicht das? Vor allem, warum sagt sie nicht: „Mir ist das einfach zu viel, wenn du ständig nur dasitzt und mir auch noch beim Kochen dreinredest!“

**Die Antwort lautet:** Weil sie Angst hat! Ja, sie hat Angst, dass sie etwas Falsches sagt und der Friede dahin ist.

Und hier stelle ich wieder die Beziehung zu unseren Organen her. Wenn man sich nicht um sich und seine Gefühle kümmert, kann auch die Blase darauf reagieren. Sie zwingt uns, ganz bei uns zu sein. Sie konfrontiert uns mit der Wahrheit. Sie zwingt uns förmlich zur Wahrheit und ehrlich mit unseren Gefühlen umzugehen. Wenn wir jetzt an die Bekannte denken, die sich nicht wehrt und nichts sagt, obwohl sie die Situation mit ihrem Mann stark nervt, ist sie dann ehrlich?

Die Blase zeigt uns jenen Teil unserer Psyche an, der uns darauf hinweist, dass wir auf unsere Gefühle hören sollen. Die Erfahrung zeigt, dass extrem viele Frauen schon in jungen Jahren mit Blasenproblemen zu tun haben. Die Erfahrung zeigt auch, dass viele Frauen zwar das Gefühl haben, alles zu haben, was sie sich wünschen, aber von *für sich selbst sorgen* kann keine Rede sein. Und das ist ihnen oft nicht einmal bewusst. Einfach deshalb, weil es total *normal* ist. Weil es ganz normal ist zu funktionieren, weil es ganz normal ist, sich zurückzunehmen. Weil es ganz normal ist, für andere zu sorgen. Das gilt nicht nur für Frauen. Auch Männer haben sehr häufig nicht den Mut zu sagen, was Sache ist, und schon gar nicht, was sie eigentlich fühlen. Jedes Organ haben wir aus einem ganz bestimmten Grund bekommen. Der liebe Gott hat sich sicher etwas dabei gedacht, als das alles entstanden ist. Die Blase haben wir bekommen, um unsere Gefühle kennenzulernen und diese auch zu akzeptieren und anzunehmen.

Der Blasenmeridian ist einer der wichtigsten Meridiane, den wir haben, er führt von der Nasenwurzel zwischen den Augen über den Kopf und den Rücken bis zu den kleinen Zehen. Das bedeutet, dass er über den ganzen Körper verteilt ist. Er streift jedes Organ und somit nimmt die Blase jedes Gefühl in uns wahr und reagiert darauf. Welche Frau und welcher Mann kennt das Gefühl nicht, bei Nervosität öfter auf die Toilette zu müssen oder sich vor Lachen fast in die Hose zu machen? Das alles kommt nicht von ungefähr.

**Würden wir ganz einfach sagen:** *Ja, ich habe Angst, ich bin nervös*, würde das schon helfen. Aber das zuzugeben ist nicht leicht, mir geht es da nicht anders. Ich kann doch nicht zugeben, dass ich Angst habe oder dass mich etwas überfordert, ich bin doch eine gestandene Frau. Soll ich etwa zugeben: *Ich habe das große Zittern*? Na, da beiße ich mir doch lieber die Zunge ab und laufe auf die Toilette. Würde ich gut für mich sorgen und zu mir stehen, könnte ich durchaus zugeben, dass ich innerlich flattere vor Aufregung.

Aber das sagt man ja nicht. Und das Ego spielt auch noch mit, es flüstert einem zu: *Das hast dir selbst eingebrockt, nun löffle die Suppe auch aus. Was beschwerst du dich?* Und so unterdrücke ich die echten Gefühle und funktioniere wieder einmal. Es ist zwar schon viel besser als in früheren Jahren, aber in diese Falle tappe ich immer wieder. Und wahrscheinlich nicht nur ich!

Vielleicht denkst du jetzt, das kann doch nicht sein, dass nur das Gefühlsleben schuld an Blasenproblemen sein soll. Da hast du natürlich recht. Dafür kann es vielerlei Gründe geben. Wenn mitten durch das Bett eine Wasserader läuft, reagiert die Blase auch.

Dazu kommt, dass wir ganz oft die Ängste anderer übernehmen und sie zu unseren machen. Das kann man gar nicht oft genug sagen. Denke nur daran, wenn dein Kind eine Schularbeit hat, du zitterst mit ihm, als müsstest du die Schularbeit selbst schreiben. Und du bist genauso nervös wie dein Kind. Aber es ist nicht *deine* Angst, du lebst gerade die Angst deines Kindes und hilfst ihm leider kein bisschen damit. Im Gegenteil, das Kind nimmt auch noch deine übernommene Angst auf. Hier wäre hilfreich, dem Kind ein echtes *Du schaffst das* mitzugeben und auch deine Gedanken danach auszurichten.

Es gibt so viele Situationen, in denen wir für andere *zittern*, uns ängstigen und damit uns selbst belasten. Es ist durchaus üblich, dass man sich die Angst oder Probleme anderer auflädt, sie sozusagen zu seinen eigenen macht, weil man unbedingt helfen möchte. Oft geschieht das leider auch unbewusst. Dann lebt man nicht seine eigene Angst aus, sondern die Angst derer, denen man helfen möchte; oder man befindet sich in jener Angst, die man unbewusst eingefangen hat.

**Frage dich doch das nächste Mal:** Wem ist jetzt geholfen, wenn ich mich so ängstige?

Leicht ist das sicher nicht, aber aller Anfang ist schwer. Wenn du es nicht probierst, kannst du es nicht wissen. Der Gegenspieler der Angst ist das Vertrauen. Es sagt sich so leicht: Gehe ins Vertrauen. Das ist aber schwer, wenn man das nie gelernt hat. Aber glaube mir, es tut einfach gut, sich mit Vertrauen zu beschäftigen. Zu vertrauen gibt ein sehr gutes Gefühl.

Ein weiterer Punkt kann sein, dass du glaubst, dass dir deine Mutter ein bestimmtes Gefühl oder Verhalten vererbt hat. *Die war auch so!* Das kann schon sein, dass deine Mutter auch so reagierte, wie du es tust, aber musst du es übernehmen? Wenn ich in meinen Vorträgen frage: „Wer möchte so wie seine Mutter sein?", gibt es immer großes Gelächter und viel Kopfschütteln. Viele möchten nicht so sein, nehmen aber als gegeben hin, dass sie die gleichen Probleme wie die Mama haben. Das muss aber nicht sein. Es geht auch hier um Bewusstwerdung. Sobald ich erkenne, dass ich denke: *Das habe ich von der Mama*, kann ich mich gleich fragen: *Ja, will ich das eigentlich?*

Was mir gefällt, kann ich ja gern annehmen, aber alles andere muss ich nicht übernehmen: ihr ewiges Funktionieren-Müssen, ihre Aufopferung für andere, ihr Nicht-auf-sich-Schauen und wahrscheinlich die damit zusammenhängenden Blasengeschichten möchte ich nicht haben. Also trenne ich mich von diesen Gedanken, die mich belasten, und mache mir bewusst, dass mein Leben in Wahrheit ganz anders verläuft als das meiner Mama. Also kann auch die Blase ganz anders reagieren. Wir haben ja schon gehört, die Blase freut sich sehr, wenn wir gut für uns sorgen! Und alle anderen Organe freuen sich daran mit.

**Einige Fragen dienen dazu, dir aufzuzeigen, ob du wirklich gut für dich sorgst:**

- Hast du Angst herauszufinden, wer du wirklich bist?
- Spielst du gerne den Märtyrer, der alle verwöhnt, sich aber ärgert, weil er immer ja zu allem sagt und viele Aufgaben übernimmt, die er gar nicht übernehmen will?
- Läufst du gerne vor der Verantwortung davon, du *selbst* zu sein?
- Fühlst du dich oft wie eine Gefangene?
- Machst du anderen oft zu Unrecht Vorwürfe?
- Hängst du noch an alten Gefühlen aus der Vergangenheit?
- Fühlst du dich ängstlich und angespannt?

Diese Fragen sind oft heikel, ich weiß es. Was glaubst du, wie schwer es mir gefallen ist, ehrlich zu mir selbst zu sein? Ich wollte ja auch immer funktionieren und gut zu allen sein. Da haben solche Fragen keinen Platz. Aber als ich mich dann traute, mir diese Fragen zu beantworten, war ich mächtig stolz und es ging mir viel besser.

*Finde auch du heraus, wo du nicht gut für dich sorgst,*
*und wenn du es möchtest, ändere es.*

*Lerne, dich in dir selbst wohlzufühlen,*
*du hilfst damit dir und auch deiner Blase.*

## INFO

### BLASEN-MERIDIAN

THEMA: ANGST / LOSLASSEN
Angespanntheit, Gefühle nicht zulassen

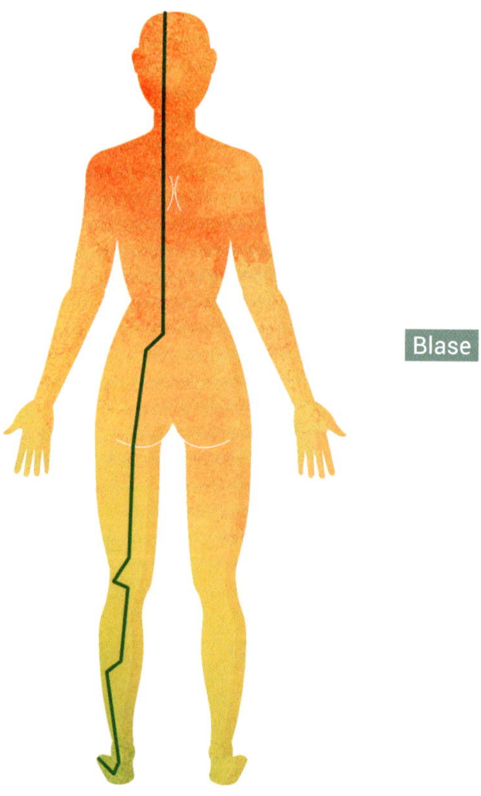


Alle Meridiane befinden sich auf beiden Körperhälften

**DIE BLASE SAGT:**
***SORGE FÜR DICH UND STEH ZU DEINEN GEFÜHLEN!***

- Weigerst du dich, die Wahrheit über dich selbst zu sehen?
- Machst du anderen zu Unrecht Vorwürfe?
- Hältst du an alten Gefühlen aus der Vergangenheit fest?
- Weigerst du dich loszulassen?

**Affirmation**
Ich bin ruhig – ich bin ausgeglichen.

**SEELENNAHRUNG**

Sorge und umsorge dich selbst, lass deine Gefühle kommen und rede darüber.

**KRÄUTER**

Brennnessel, Goldrute, Brunnenkresse, Bärentraube, Birke, Liebstöckel, Wacholder, Zinnkraut

**ÄTHERISCHE ÖLE**

Oregano, Wacholder, Teebaum, Bergamotte

# Wie sehr lügen wir uns an?

Jetzt geht ans Eingemachte. Wir stellen uns die Frage: Wie sehr lügen wir uns selbst an? Ich glaube, wir alle machen das in gewisser Weise. Ja, es ist ein sensibles Thema, aber wie die Praxis zeigt, es ist ganz alltäglich. Wir sind Meister im Uns-selbst-Belügen. Oder vielleicht sollte ich sagen: Wir alle reden uns das Leben schön.

**Ich beginne mit einer drastischen Geschichte:** Marianne rief mich an und erzählte mir, sie sei sehr verzweifelt, weil bei ihr ein Magengeschwür diagnostiziert wurde. Wir haben lange telefoniert und sie hat immer wieder beteuert, wie gut ihre Familie funktioniert und dass sie sich überhaupt nicht vorstellen kann, warum sie dieses Geschwür haben kann. Ich habe dann ein bisschen nachgefragt und auch mit der Einhandrute gemessen und dabei habe ich gesehen, dass es großen Stress gibt mit einem Sohn und mit dem Vater. Nur zögerlich gab sie das zu. Wer gibt schon gerne zu, dass in der Familie doch nicht alles so friedlich ist, wie man es sich wünscht? Ist doch wirklich verständlich, es menschelt überall.

Doch leider liegen diese Sachen zentnerschwer auf der Seele. Da nützt auch das Schönreden nichts, im Gegenteil, wir schädigen uns damit selbst. Wir glauben, es macht das Leben leichter, wenn wir schlechte Dinge schönreden, aber leider ist es nicht so. Unser Körper mag diese Lügen nicht. Stell dir vor, du erzählst überall, wie gerne du deinen Vater besuchst, aber innerlich zitterst du vor Angst vor einer neuerlichen Kränkung oder auch vor Wut. Wie soll sich der Körper da auskennen?

Die Schönrederei kann auch ganz banale Dinge betreffen. Klingt es beispielsweise nicht schöner, wenn ich sage, dass ich 82 Kilo habe und nicht 92? Oder denke nur daran, wie oft wir erzählen, wie toll unsere Beziehung angeblich läuft. Wie klasse wir von unserem Partner unterstützt werden. Wie einfühlsam wir miteinander umgehen. Tausend kleine Lügen. Meine Güte, was wird da geschwindelt!

**Einmal erzählte mir eine Frau:** „Weißt du, früher habe ich immer große Probleme mit der Schwiegermutter gehabt. Jetzt ist sie dement und ich erkenne, dass ich mich ganz schön angelogen habe. Ich habe ihr die ganze Zeit Dinge angedichtet, die eigentlich meinen Mann betroffen haben. Hätte ich die Wahrheit gesehen, hätte ich mir eingestehen müssen, dass ich den falschen Mann geheiratet habe."

Eine weitere gängige Unehrlichkeit, die wir besonders gern anwenden, ist die, dass wir nur das hören, was wir hören wollen. Einen krassen Fall erlebte ich bei einer Frau in unserer Praxis. Ich habe sie mit der Einhandrute ausgemessen und dann festgestellt: „Gell, Ihr Mann nervt Sie manchmal ganz schön!" Am nächsten Tag hat mich ihre Tochter angerufen, ob ich wirklich gesagt hätte, dass der Mann von der Mama dominant sei? Ich habe laut lachen müssen, denn das hatte ich keinesfalls gesagt. Aus dem gesagten *nerven* ist das vermeintlich gehörte *dominant* geworden. Sie hat gehört, was ihr durch den Sinn ging, nicht das, was ich gesagt habe.

Dazu passend gibt es den schönen Spruch: *Ich bin nur für das verantwortlich, was ich sage, und nicht für das, was du hörst.*

Es gibt in unserem Leben so viele Bereiche, wo wir uns besser darstellen, als wir sind. Sehr ausgeprägt ist das unter Müttern. Jede Mutter hebt hervor, was ihr Kind auszeichnet und wie begabt es ist. Aber: *Jedes* Kind ist einzigartig und *jedes* Kind ist anders. Aber wir möchten immer noch mehr aus unseren Kindern machen.

Doch auch das Gegenteil kommt vor. Manche reden die Dinge schlechter, als sie sind.

Ein Beispiel:

Eine Mutter kam in die Praxis, deren Tochter ein Mensch mit besonderen Bedürfnissen ist. Sie ist 18 Jahre alt und in der Lebenshilfe beschäftigt. Sie kommt täglich fröhlich nach Hause. In der Werkstätte sagen sie, sie ist ein Sonnenschein. Die Mutter sagte zu mir, dass sie für ihre

Tochter gerne einen Platz in einer geschützten Schneiderei-Werkstätte gehabt hätte, und sie klagte, dass ihre Tochter dieses und jenes nicht könne, was andere mit der gleichen Krankheit schon machen können. Sie macht sich damit selbst unglücklich. Körperliche Symptome bleiben da nicht aus.

Eine Ausnahme, wo ich Schönreden gut finde, ist der Fall, wenn man wirklich krank ist. Denn hier ist das Schönreden ein effektiver Selbstschutz. Stell dir vor, es geht dir wirklich schlecht und dein Umfeld weiß das. Wir kennen ja die mitleidigen Blicke, die dann kommen. Und dann wird man gefragt, wie es einem geht, und der Tonfall ist mitleidend und traurig. Man antwortet dann: *Na, heut gar nicht so gut!* Was glaubst du, was dann passiert? Die Energie fällt in den Keller. Damit das nicht geschieht, ist in dieser Situation Lügen oder Schönreden durchaus positiv zu sehen.

Ich sage meinen Klienten immer: Wenn du gefragt wirst, wie es dir geht, ist die Antwort immer: *Jeden Tag besser!* Meist hört man dann vom Fragenden: *Na, Gott sei Dank!* Und der Fragende erzählt es dann auch anderen weiter.

Mit den Worten *Es geht mir jeden Tag besser* transportiert man diese Energie weiter. Und damit hilft man sich selbst.

Doch das ist nur die halbe Wahrheit. Die andere Hälfte ist, dass ich mir, wenn es mir nicht gut geht, sehr gut anschauen soll, was denn meine Seele und meinen Körper so belastet hat, dass er krank geworden ist.

Wir sind darauf programmiert, dass in unserem Leben immer alles in Ordnung sein sollte. So ist das Leben aber nicht. Wir alle erleben unsere Höhen und Tiefen. Erzählt man anderen von einem Tief, wird man oft als Jammer-Suse und vielleicht sogar als arbeitsscheu hingestellt. Das ist nicht in Ordnung, denn es gibt im Leben eben beide Seiten. Manchmal ist man oben und dann wieder unten.

Die Frage ist nur, wie gehe ich mit dem Unten um? Bleibe ich im Jammertal und gebe mir oder anderen die Schuld dafür, oder sage ich mir, aha, jetzt bin ich wieder mal ins tiefe Tal gefallen, was ist zu tun, damit es wieder aufwärtsgeht? Meist hilft es schon, wenn ich einmal hineinfühle: An welches Gefühl aus der Kindheit erinnert mich diese Situation? Dann kommt das Aha-Erlebnis. Aha, damals hat man mich nicht akzeptiert und nun fühle ich mich auch nicht akzeptiert. Ich erkenne: Ein altes Gefühl macht mir wieder einmal zu schaffen.

Dieses Gefühl darf man nun loslassen. Ich sage, du *darfst* es loslassen und nicht, du *musst* es loslassen, denn du kannst das Loslassen eines Ereignisses, eines Menschen oder einer Erfahrung nicht erzwingen. Du kannst das Loslassen nur einladen – indem du bereit bist, alles zu fühlen, was in diesem Zusammenhang noch alles gefühlt werden will. Dann lässt *es dich* los!

Gelingt das Loslassen, besitzt dieses Gefühl dann keinen Stressfaktor mehr und wirkt daher auch nicht mehr, weil man das Grundgefühl angenommen und somit erledigt hat. Habe ich erkannt, aha, damals hat mich das gekränkt oder ich habe mich verlassen gefühlt, dann weiß ich jetzt, dass ich nun jederzeit mein Gefühl verändern kann. Ich kann mir bewusstmachen, dass ich mich von alten Gefühlen nicht mehr leiten lassen muss.

Wir sehen, wenn wir uns von außen angegriffen fühlen, hat es immer mit unserem Innersten zu tun. Wie könnte es sonst sein, dass *ich* mich bei einer bestimmten Aussage total gekränkt fühle und *du* über so eine Aussage lachen kannst? Das ist möglich, weil ich ein bestimmtes Gefühl „unerledigt" aus der Kindheit in mir trage und du eben nicht. Während du keine Resonanz zeigst, ziehe ich dieses Gefühl offenbar richtiggehend an, damit ich endlich hinschaue und nicht wieder etwas schönrede.

Manchmal sagen Klienten auch ganz offen. „Ich weiß, dass ich mir das einmal anschauen sollte, aber ich bin noch nicht so weit." In solchen Fällen geht es oft darum, der Mutter zu vergeben, mit einer Freundin wieder zu sprechen oder einem Arbeitskollegen nicht mehr böse zu sein.

Manchmal muss man noch ein bisschen im Leid verharren, weil es zu weh tut, sich die Ursache des Gefühls anzusehen.

Das Wichtigste ist, bei sich zu bleiben, damit wir wissen, wie wertvoll wir sind, egal wie es momentan läuft. Wir wissen, wir sind es wert, geliebt zu werden, und am besten sagen wir uns immer wieder: *Ich liebe mich so, wie ich war, wie ich bin und wie ich sein werde.* Dann jubelt die Seele und fühlt sich wohl im Körper.

Ganz viele Tipps in diese Richtung findet ihr in meinem Buch *Frau, stell' dich auf die Füße*!

# Wenn mein Kind so bitzelt

Kennt ihr das auch, liebe Leserinnen, liebe Leser, wenn sich ein kleines Kind am Boden wälzt und bitzelt, dass man sich kaum noch zu helfen weiß?

Eine junge Frau, die bei mir einen Kurs belegt hatte, fragte mich am Telefon um Rat. Es kommt öfter vor, dass ich Kursteilnehmerinnen unter die Arme greife. Sie war bei einer Freundin und wollte ihr helfen. Sie hat mit der Einhandrute gemessen. Weil sie sich ihrer Sache unsicher war, half ich ein bisschen weiter. Der Bub ihrer Freundin, knapp vier Jahre alt, hatte ständig Bauchweh. Sie maß den Buben mit der Rute und es stellte sich heraus, dass bei diesem kleinen Bub die Gallenblasenenergie angegriffen war. Ich fragte sie, ob der Bub oft sehr ärgerlich ist. „Ja, und wie, der haut sich auf den Boden und bitzelt, dass jedem Hören und Sehen vergeht!" Ich fragte: „Ja, und was macht dann die Mutter?" Die Antwort war: „Die weiß sich überhaupt nicht zu helfen! Sie gibt dann meist nach und der Bub bekommt, was er will!"

Tja, was macht man in solchen Fällen, und vor allem, was steckt dahinter? Natürlich probieren sich Kinder in diesem Alter aus, das ist ganz normal. Sie wissen, was sie möchten, und wollen es durchsetzen. Doch im Fall dieses Buben ging dieses Verhalten über die Grenzen des Üblichen hinaus.

Für mich sind Mutter und Kind eine Einheit. Deshalb habe ich meiner Freundin, die vor Ort war, geraten, auch die Mutter auszumessen. Sie erkannte, dass die Mutter große Probleme mit anderen Menschen hatte. Obwohl sie nett und angepasst wirkte, reagierte sie auf ganz viele Menschen in ihrer Umgebung negativ. Die junge Frau fraß alles in sich hinein und sagte nie, was ihr auf der Seele lag. Wahrscheinlich war dieses Verhalten bei ihr zu Hause auch üblich gewesen, als sie selbst noch ein Kind war.

Was aber hat das mit dem Buben zu tun? Wir wissen alle, dass Kinder sehr feinfühlig sind. Sie nehmen unsere Energie sehr deutlich wahr.

Und wer hat nicht schon beobachtet, dass die Kinder quengeln, wenn man selbst nicht gut drauf ist?

Genauso war es hier: Die Mama bitzelte innerlich, weil sie ihre Emotionen unterdrückte, der Bub nahm das sehr wohl wahr und bitzelte für die Mama. Hört sich einfach an, ist es auch. Wenn die Mutter endlich zu ihren Gefühlen stehen und sagen würde, was Sache ist, dann würde sich die Spannung lösen und der Bub bräuchte nicht mehr ständig den Wilden zu spielen.

Dieses Prinzip, dass unterdrückte Emotionen im Zusammenleben Probleme bereiten, ist natürlich nicht auf die Mutter-Kind-Beziehung beschränkt. In wie vielen Büros gibt es eine ähnliche Problematik? Eine Kollegin oder Kollege ist saumäßig drauf, weil er oder sie die Probleme von zu Hause mit ins Büro bringt. Zu Hause bringt man den Mund nicht auf, als Kompensation wird dann die Kollegin angebrüllt.

Ein anderes Beispiel:

Ein Jugendlicher hat Probleme mit Mitschülern und kommt gereizt nach Hause. Eine beliebige Frage der Mama reicht da oft aus, eine Explosion auszulösen.

Eine Bekannte sagte einmal: „Bis ich draufgekommen bin, dass mein Mann eigentlich nicht mit mir, sondern mit seinem Chef schreit, wenn er am Abend heimkommt, das hat Jahre gedauert! Ich hab alles nach seinen Wünschen gemacht, aber er hat immer was gefunden, damit er laut werden hat können. Dabei hat er sich nur abreagiert, was er sich in der Firma nicht getraut hat. Das hat mich viele Tränen gekostet, bis ich das begriffen habe!“

Kommen wir noch einmal zu unserer jungen Frau mit dem bitzelnden Buben zurück. Es ist nicht die Umgebung, die dieser Frau zu schaffen macht, sie selbst ist es, mit der sie nicht klarkommt. Wahrscheinlich ist sie durch und durch mit sich unzufrieden. Sie hat zusätzlich zum Buben ein kleines Mädel, welche erst ein paar Monate alt ist. Wahrscheinlich fühlt sie sich überfordert, alleingelassen und überarbeitet. Hilfe, die sie sich erwartet, ist nicht vorhanden. Und sie sagt auch nicht, wie sie sich fühlt. Für sie ist es einfacher, alle anderen für die innerliche Misere verantwortlich zu machen. Sie denkt: Es sieht ja keiner, wie es mir geht, mir könnte wohl auch mal jemand helfen!

**Aber:** So zu denken ist eine Falle. Solange ich funktioniere, wird mir sicher niemand helfen. Ich muss lernen, um Hilfe zu bitten, und sie einfordern. Ich muss zu mir stehen und sagen: „Hallo, mir wird alles zu viel, ich brauche Hilfe!" Erst dann wird sich etwas ändern.

Natürlich braucht ein Kind mit knapp vier Jahren auch Regeln. Als Mutter muss man erkennen, dass man die Verantwortung und auch das Sagen hat. Nicht das Kind ist der Chef. Aber anfangen muss die Mutter bei sich selbst, wie wir alle. Wenn wir uns in uns wohlfühlen, reagiert die Umwelt, denn dann strahlen wir Ruhe, Zuversicht und Mut aus, dann muss nicht jemand anderer unsere Unzufriedenheit ausleben. Nicht unser Partner und auch nicht unsere Kinder.

*Wie kommt man zu dieser inneren Zufriedenheit?*

Es wäre eigentlich ganz einfach: Wir sollten das Leben nehmen, wie es ist. Nicht immer über alles so lange nachdenken, was wer gesagt hat. Und bitte, wieder einmal: Legt nicht jedes Wort auf die Goldwaage, nicht alles ist so gemeint, wie es gesagt wurde.

Wenn man sich klarmacht, wie leicht das Leben sein kann, wird auch die Erziehung der Kinder und die Partnerschaft leichter und schöner.

*Nehmen wir doch das Leben, wie es ist,*
*dann leben wir am leichtesten.*

# Wann hört der Schmerz endlich auf?

Eva sitzt vor mir, ein Häufchen Elend, klein und schmal, in der Mitte ihres Lebens. Sie hat mein Buch *Frau, stell dich auf die Füße!* gelesen. Das baute sie einerseits auf, andererseits war sie sehr skeptisch, dass sich eine Krankheit so leicht erlösen sollte. Doch ihre Schmerzen und ein Hoffen auf Hilfe überwogen die Skepsis. Nun saß sie also bei uns in der Praxis, ziemlich verschlossen und ehrlich, sie war mir keine Hilfe bei der Analyse. Sie hatte offensichtlich Angst. Jedes Wort mussten wir ihr aus der Nase ziehen.

Ja, sie habe Schmerzen am ganzen Körper. Ja, sie war in ärztlicher Behandlung, aber das gewünschte Ergebnis war nicht eingetreten. Ich fragte sie, wo genau es wehtat. Sie meinte: „In den Gelenken – aber eigentlich am ganzen Körper!" Für mich sah das ganz nach Fibromyalgie aus. Sie war sehr erstaunt. „Ja, das stimmt!", meinte sie, ziemlich erschüttert, weil das trotz vieler medizinischer Untersuchungen und Therapien erst vor Kurzem festgestellt wurde.

Fibromyalgie, auch als Weichteilrheuma bekannt, ist wirklich schmerzhaft. Schmerzen wollen ja etwas sagen. Sie erinnern uns meist an *schmerzvolle Ereignisse im Leben!* Wie oft sagt man: *Ich darf gar nicht dran denken, sonst bekomm ich gleich Herzweh oder Bauchweh …*

Schmerzen bedeuten oft auch Wut. Wut auf Situationen und Personen. Dazu ein mächtiger Anspruch an sich selbst, unbedingt alles richtig zu machen. Also hier sieht man schon, da kommen einige Dinge zusammen.

Eva zuckte innerlich zusammen, wie konnten wir das alles wissen? Sie erzählte bei einem der folgenden Besuche, wie sehr sie schockiert war, dass wir das alles, ohne dass sie etwas erzählt habe, sehen konnten. Wir hatten den Nagel auf den Kopf getroffen.

Wir, meine Kollegin Gabi und ich, rieten ihr, ihre Wut in Briefen zu verarbeiten und mit *Friede sei mit dir* zu schließen und den Brief sofort zu verbrennen. Die Tränen bahnten sich ihren Lauf. Allein der Gedanke daran bedeutete für Eva offensichtlich Schwerstarbeit. Irgendwie hatten wir das Gefühl, dass es in der Evas Kindheit massive Schwierigkeiten gegeben haben musste. Wie gesagt, Eva war keine kommunikative Klientin. Doch durch ihre Beschwerden sprach der Körper eine sehr genaue Sprache.

**Damit es ihr bessergehen konnte, musste Eva viel tun:** Vor allem verzeihen und vergeben – am meisten sich selbst. Sie hatte sich in ihrem Leben nie in den Vordergrund gestellt, stattdessen immer heimlich gelitten, sich völlig unverstanden gefühlt, die schmerzhaften Erlebnisse tief vergraben, auf keinen Fall jemandem etwas erzählt – bis der Körper schließlich sagte: *So nicht, meine Liebe! Wenn du jetzt nicht aufräumst in dir, dann zeige ich dir, was ich kann!*

Wir haben Eva mit Ölen, die alten Traumen auflösen, versorgt und ihr viel Angst genommen. Dazu hat sie den Anspruch an sich selbst heruntergeschraubt.

Nach nur einer Sitzung und Arbeit an sich selbst war sie schmerzfrei. Heute lebt sie ein gesundes Leben, manchmal zwickt es noch, aber inzwischen hat sie Kurse besucht und kann sich wunderbar selbst helfen. Eine der schönsten Geschichten unserer Praxis!

# Schilddrüse – Wann komme endlich ich an die Reihe?

Ein Riesenthema, das hauptsächlich Frauen betrifft, ist die Schilddrüse. Dr. August Zöbl, ein Arzt, der sich der Homöopathie verschrieben hat, nennt sie gerne die *Schulddrüse*. Frauen mit Schilddrüsenprobleme suchen meist die Schuld zuallererst bei sich.

**Aus einem ganz besonderen Grund:** Sie wollen absolut perfekt sein, und das unbedingt. Sie denken: Niemand kann alles so gut wie ich. Sie lehnen Hilfe meistens ab, weil sie der Überzeugung sind, dass sie ohnehin die Arbeit anderer verbessern müssen. Andererseits sehnen sie sich nach Hilfe.

Ein gutes Beispiel ist Frau Hildegard.

Sie war damals 46 Jahre und bat mich, für sie etwas auszutesten, weil sie sehr krank war. 2005 trat Brustkrebs auf. „Laut Befund der Gewebeprobe hormonabhängig, laut einer Ärztin hätte ich nie die Hormonspirale bekommen dürfen, denn diese hat quasi den Tumor befeuert bzw. sogar vermutlich ausgelöst. Ohne vorherigen Hormonstatus sollte diese Spirale überhaupt nie zum Einsatz gelangen!“ 2006 kam Schilddrüsenkrebs hinzu. „Laut Aussage eines Primararztes beobachtet man oftmals einen Zusammenhang zwischen Brust- und Schilddrüsenkrebs, beide Tumore treten gehäuft miteinander auf, wobei man dann nicht sagen kann, welcher der Primärtumor ist – bei solch zeitlich kurzem Abstand“, erklärt Frau Hildegard.

Brustkrebs ist laut Dr. Zöbl der *Kümmererkrebs*! Betroffene Frauen kümmern sich um alles, nur nicht um sich selbst. Das war auch bei Frau Hildegard der Fall. Sie war unheimlich stolz, dass sie spontan und flexibel und immer für alle da ist. Sie wäre nie auf die Idee gekommen, dass sie eigentlich total unflexibel war, nämlich sich selbst gegenüber. Jeder, wirklich jeder, konnte und kann (leider immer noch) alles von ihr haben. Sie ist für jeden da, nur nicht für sich selbst. Sie steht immer in der letzten Reihe.

In dieser Situation lernte ich Frau Hildegard kennen. Sie hatte einen sehr patriarchischen Ehemann, dem sie alles recht machen wollte – was sie auch tat. Ihren Hobbys musste sie, wenn überhaupt, heimlich nachgehen. Noch einmal sei aber betont: Es waren weder der Ehemann noch die Kinder noch irgendwelche andere Personen an dieser verzwickten Situation schuld. Es gibt sowieso keinerlei Schuld, es gibt nur verschlungene Lebenswege, die wir selbst entwirren müssen. Zum Glück öffnete sich diese so geplagte Frau und sah die Zusammenhänge ziemlich schnell ein: „Oh, da muss ich ja allerhand verändern", sagte sie.

Frau Hildegard musste zunächst sich selbst und ihre Gefühle besser kennenlernen. Und vor allem ihre eigenen Bedürfnisse. All das lag bis zu diesem Zeitpunkt brach. Also musste sie ihre Gefühlswelt erforschen. Sie musste sich fragen: Welche Gefühle habe ich gerade? Über was oder wen denke ich gerade nach? Dabei bemerkte sie, sie dachte *immer* nur über andere nach, nie über sich und ihre Bedürfnisse. Das war eine harte Erkenntnis. Über ihre eigenen Gefühle nachzudenken war völlig unbekanntes Terrain. Ich kann mir vorstellen, dass da auch eine gewisse Angst im Spiel war. Da waren Barrieren, die kaum zu knacken waren und die man heute immer noch spürt.

Das Geschehene ist über 15 Jahre her und der Dame geht es ausgezeichnet.

### Lassen wir Frau Hildegard zu Wort kommen:

Meine Gefühlslage: Zu keinem Zeitpunkt habe ich an Tod und/oder Sterben gedacht. Es war sofort klar für mich, dass *das* wieder nur ein weiterer Krisenfall in meinem Leben war, den es zu *erledigen*, abzuarbeiten galt. Ich war mir sicher: Ich würde auch diese Krise überstehen, wie so viele andere vorher! Ich war immer positiv gestimmt, habe jedem Fragenden mitgeteilt, dass *das* ganz sicher vorübergehen wird.

Ich hatte immer das Bild vor Augen *Das Glas ist halbvoll.* Und ich habe mich lange mit diesem Thema beschäftigt – diese Resilienz, also *aufstehen und weitergehen* hätte ich nie so gut geschafft ohne meine vorherigen Lebenskrisen! Es gibt jetzt sogar Seminare, die genau meine Gefühlslage damals zum Inhalt haben – das Motto: *Worüber ich la-*

*chen kann, kann mir nichts anhaben – I´m still standing – Humor als Resilienzfaktor* usw. Das war meine Welt – und ist es noch immer, denn ich halte Humor und *aufstehen, weitergehen* für sehr, sehr wichtig im Krankheitsfall.

Edeltraud erzählte mir später, dass ihr die Leute berichtet hatten, ich würde den Kasperl spielen und über meine furchtbare Erkrankung lachen. Sie meinte dazu, sie sollten mich doch *kasperln lassen*, wenn es mir helfe, gesund zu werden!

**Unser Kennenlernen trug sich so zu:** Ich bat Edeltraud, die ich nur vom Hörensagen kannte, um Austestung von Schüssler-Salzen. Edeltraud meinte, sie hätte durch eine Absage zwei Tage später einen Platz für mich frei in ihrem Seminar. Ich lehnte völlig überrumpelt ab und erfand eine Ausrede. Edeltraud stieg ins Auto, parkte aus und im Davonfahren rief sie mir zu: „Es gibt Leute, die sind flexibel, wenn es um ihre Gesundheit geht!" Ich war total perplex und wurde relativ rasch sehr, sehr zornig! Was denkt *die* sich eigentlich, Ich bin der flexibelste Mensch überhaupt, so eine Frechheit, dachte ich. Ich fuhr heim und teilte meinem Mann mit, dass ich am Samstag nicht zuhause sein würde. Punkt! Kein Problem, er war einverstanden – zu meiner großen Verwunderung fragte er auch nicht nach dem Grund. Ich meldete mich sofort für dieses Seminar an und erst beim Hinfahren bemerkte ich, dass ich nicht einmal nach dem Titel/Thema gefragt hatte. Es sollte der Auftakt zu lebenslangem Weiterlernen werden – ein absolutes Überlebensseminar! Das Thema lautete: *Ab heute bin ich sicher.*

Ich weiß heute, rund 15 Jahre nach meiner Erkrankung, noch immer genau, wie oft ich mir gewünscht hatte, *ein Mal* tun und lassen zu können, was *ich* möchte. Dieses Gefühl war vorrangig, und zwar tagtäglich! Ich habe mir ein Leben erträumt, wo niemand etwas will und braucht von mir. Ein Leben völlig un*beschwert*. Sprechen darüber konnte ich aber nicht, auch nicht anonym.

Heute macht mir die fehlende Schilddrüse ab und zu ganz schön zu schaffen – auf körperlicher Ebene – auf geistiger Ebene darf ich mittlerweile sehr wohl mein Leben so gestalten, wie ich es möchte. Und ich möchte für andere ...

*Mein Ansatz*, mein Problem war: Wann komme endlich *ich* an die Reihe?

Zu diesem Zeitpunkt hatte ich bereits zwei Menschen gepflegt, ein weiterer Pflegefall zeichnete sich ab. Außerdem hatte ich eine alkoholkranke Mutter seit frühester Kindheit, dieses Trauma begleitete mich noch immer, obwohl sie bereits 15 Jahre tot war.

Da sein – aber dann, wann *ich* es für richtig und gut befinde! Ich bin mit Leib und Seele ehrenamtliche Rettungssanitäterin – wer das nicht selber erlebt, wird es nicht nachvollziehen können, wie erfüllt man meistens nach Einsätzen nach Hause geht. Es ist auch eine wunderbare Gemeinschaft innerhalb der Organisation, ein gutes Zusammenhelfen, Teamwork. Und ich bin im Sozialbereich tätig, meine Arbeit ist mir sehr, sehr wichtig – das Improvisieren und Organisieren, wenn wieder ein Notfall dringende Hilfe einfordert. Das ist es, was mich jeden Tag so richtig gerne in die Arbeit gehen lässt – allerdings bin ich hier so weit von „Perfektionismus" entfernt, dass es weiter gar nicht möglich ist. Das ist nie mein Thema gewesen – ich möchte nichts *perfekt* machen, ich möchte es *gut* erledigen. Und ich bin – wie so viele SozialarbeiterInnen – politisch sehr motiviert und interessiert. Da will ich Besserung erreichen für jene, die am Rande der Gesellschaft stehen und sich selber nicht sichtbar machen können. Und das werde ich auch immer so weiterführen – zwar auch nicht perfekt, aber immer dann, wenn es notwendig erscheint.

Diese Gefühle der Scham, des Verzweifelt- und des Alleinseins als Kind habe ich mir in den letzten Jahren in Seminaren angesehen. Sie sind allesamt einer tiefen Zufriedenheit gewichen – ich bin heute sehr, sehr dankbar für diese, für meine Familie – ich durfte nämlich so viel Schönes auch mitnehmen – alleine dieses *Du schaffst alles, wenn du nur willst* meiner Großmutter, die meine Jugend verschönert hat, hat mich so viele Krisen meistern lassen – oft unbewusst, oft verzweifelt, aber immer mit dem Wissen, dass es *gut* werden wird! Ich habe nie Gewalt, weder in Worten noch in Taten, erleben müssen – auch dafür bin ich so dankbar. Die Geißel Alkohol lässt mich auch heute noch ab und zu nicht los (nicht mich, beruflich), das ist ja im Sozialbereich ein großes Thema, omnipräsent. Ich merke aber immer mehr, dass sich in mir nichts mehr verkrampft beim Zurückschauen – auch dafür ein großes *Danke*!

So gesehen habe ich durch diese beiden Krankheiten sehr viel Gutes erfahren und lernen dürfen – ich möchte dies nicht mehr missen.

*Hildegard*

# Exkurs: Die „Schuld"drüse von Dr. med. August Zöbl

Besonders Frauen leiden heute oft unter dem Gefühl, nie genug Zeit zu haben, ständig unzufrieden und überfordert zu sein oder nicht genug zu tun – und das, obwohl sie ständig etwas tun und oft gar nicht wissen, wie sie das alles schaffen sollen.

Wenn man nach einer Ursache für diese ständigen unangenehmen Empfindungen sucht, wird bei solch einer Konstellation dann *zufälligerweise* oft die Diagnose Schilddrüsenunterfunktion gestellt. Man meint dann, die Unterfunktion der Schilddrüse sei die Ursache all dieser Beschwerden. In Wirklichkeit funktioniert die Schilddrüse jedoch bestens – sie stellt sich in ihrer Hormonproduktion nur auf jemanden ein, der ständig in der *Empfindung* lebt, *unterzufunktionieren*, der also meint, zu wenig zu tun oder gar faul zu sein.

Wenn man in der ständigen Empfindung lebt, dass man zu wenig tut,– weil man etwa durch den Anspruch, alles perfekt machen zu müssen, nur noch sieht, was noch alles zu erledigen wäre –, wird sich der Körper auch präzise auf jemand einstellen, der zu wenig tut. Denn die *Empfindung* ist für ihn ein *zwingendes neurochemisches Signal*, auf das er reagieren muss. Er wird unter anderem alle Stoffwechselvorgänge und den Umsatz verlangsamen, denn das Signal befiehlt ja, sich auf jemanden einzustellen, der zu wenig tut. Und wer eben zu wenig tut oder gar faul ist, braucht doch nicht so viel umsatzsteigerndes Schilddrüsenhormon, also *schalten wir die Schilddrüse hinunter* und es folgt die Diagnose Schilddrüsenunterfunktion.

Auch wenn man dann durch Zugabe von Schilddrüsenhormon als Medikament versucht, die sinkenden Werte zumindest auf körperlicher Ebene wieder zu normalisieren, wird eines dadurch doch nicht weniger: das ständige Gefühl, zu wenig zu tun. Und das, obwohl man ständig etwas tut und gar nicht weiß, wo man anfangen und wie man das alles schaffen soll.

Denn den hohen Anspruch, *alles perfekt zu haben*, hat man trotz Behandlung ja nicht aufgegeben. Und je mehr man auch weiterhin auf Basis dieses Anspruchs agiert, umso mehr meint man zu erkennen, was noch alles zu tun ist. Man macht sich oft in der Früh schon vor dem Aufstehen in Gedanken eine Erledigungsliste, doch merkt man schon mittendrin, dass sich das bis zum Abend nicht alles ausgehen kann und dass das Einzige, was bis zum Abend erledigt sein wird, man selbst sein wird.

Und helfen kann einem auch niemand. Denn bis man dem anderen erklärt hat, was zu tun ist, hat man es schon selbst erledigt. Und wenn es der andere macht, macht er es nicht so, wie es gehört. Dann muss man es nachkontrollieren und am Ende macht man es selbst wieder und hat dann doppelte Arbeit – also bitte lass es.

Außerdem will man ja nicht nur, dass der andere etwas tut. Man will vor allem, dass er *von selbst* sieht, was zu tun ist. Doch der andere sieht es eben nicht selbst. Weil er im Jetzt lebt und nicht im *Perfekt*, wo man ständig etwas, das noch erledigt werden könnte, hinterherjagt und man ständig neue Gründe erfindet, dass es noch nicht passt.

**Und so hört man sich oft mehr oder weniger laut seufzen:** *Bin ich denn die Einzige im Haus, die sieht, was alles zu tun ist? Wenn ich es nicht mache, macht es keiner.* Es ist ein Dilemma. Die Frage scheint berechtigt, doch was erwartet man sich darauf für eine Antwort? Ja? Nein? Auf jeden Fall sagt man damit nicht, dass jemand in einem bestimmten Bereich helfen soll, sondern man macht damit nur den Vorwurf, dass man selbst die Einzige in diesem Haus sei, die von selbst etwas tue. Und dass alle anderen faul seien und nur herumlungern würden.

Wenn man seine völlige Überforderung, wie viel im Moment gerade wieder zu tun ist, erschöpft und ausgelaugt einer Freundin klagt, versucht einen diese oft mit den Worten *Denk doch auch einmal an dich, mach eine Pause, tu einmal etwas nur für dich* aufzumuntern. Dann hält man oft kurz inne, legt seine Hand andächtig auf die Stelle am unteren Hals, dort wo die Schilddrüse liegt und sagt mit fast vorwurfsvollem Ton:

*Aber ich mache es ja gerne*, oder, noch schlimmer: *Ich mache es ja von Herzen gerne.*

Wie konnte die Freundin nur so einen zur Nachlässigkeit aufmunternden Rat geben! Das ist einem unverständlich, doch muss man ihr auch ein wenig Recht geben.

Und so gibt man dann oft mit dem Anschein von Reumütigkeit zu: *Ich weiß, ich bin ja selber schuld, aber ich habe es eben gerne ordentlich.* Das klingt einsichtig, in Wirklichkeit ist es aber ein versteckter Vorwurf. Man sagt damit: *Ich* habe es eben gerne ordentlich – im Gegensatz zu *dir*, du schlampige, nachlässige, faule, unordentliche Gurke.

Was also auf den ersten Blick wie eine reumütige Einsicht aussieht, ist in Wirklichkeit ein Herabsehen auf andere, die nicht nach so einem hohen Anspruch im Hamsterrad rennen. Ein selbstherrlicher Selbstvorwurf, der kein echter Vorwurf ist. Denn wohl niemand hat ein Schuldgefühl, weil er es gerne ordentlich oder perfekt hat. Man macht damit nur die *Fauleren* herunter, um sich selbst zu erhöhen.

Wenn man fragt, wann der Anspruch nach perfekter Erledigung endlich erfüllt sein wird, hört man sehr klar: *Wahrscheinlich nie. Und wenn einmal alles erledigt ist, suche ich so lange, bis ich wieder etwas finde, was noch nicht erledigt ist.* Bis man es irgendwann vor Erschöpfung oder Müdigkeit nicht mehr schafft.

Und so lebt man in einem ständigen Schuldgefühl, weil man durch Beobachten auf Basis des Anspruchs perfekt zu sein, immer nur sieht, was noch zu erledigen ist, und es oft nicht tut. Die Schilddrüse wird zur *Schuld*drüse, denn auch sie bleibt letztlich dem Körper ihr umsatzsteigerndes Hormon schuldig. Sie bekommt ja das Signal, sich auf jemanden einzustellen, der zu wenig tut oder alles perfekt erledigt haben will.

Wie viel Schilddrüsenhormon braucht man letztlich in einer Welt, in der alles abgehakt, erledigt, perfekt ist? Genau – gar keines, null. Es ist ja nichts mehr umzusetzen. Es ist ja alles an seinem Platz. Es gibt nichts mehr zu tun. Eine Schilddrüsenfunktion wäre in einer Welt, wo alles perfekt erledigt ist, überflüssig. Jede zusätzliche Bewegung würde nur den perfekten Zustand stören. Man darf sich beim jahrelangen Agieren mit dem Anspruch, alles perfekt haben zu müssen, nicht wundern, wenn irgendwann auch die Schilddrüse ein Thema werden könnte.

Freilich muss das nicht passieren. Ich habe zwar bis jetzt bei allen Frauen mit der Diagnose *Schilddrüsenunterfunktion* in irgendeiner Form einen Perfektionsanspruch gefunden, doch nicht alle, die diesen Anspruch hatten, hatten veränderte Schilddrüsenwerte. Es scheint also auch darauf anzukommen, in welchem Ausmaß dieses *Spektakel* läuft und wie empfindlich man auf die davon produzierten Empfindungen ist.

### *Wie man da herauskommt?*

Indem man wieder ins Jetzt kommt. In den Augenblick. Und dort auch bleibt. Bewusst wahrnehmen, was jetzt von der Situation her wirklich zu tun ist, und dann eine Entscheidung treffen: ob und in welchem Ausmaß man es erledigt.

Es muss nicht perfekt sein, dafür gilt es umso entschlossener das zu tun, was man als tatsächlich not-wendig empfindet – man wendet eine Not –, nicht mehr, aber auch nicht weniger, anstatt durch versuchtes Erfüllen des hohen Anspruchs ständig Aktivitäten zu erfinden, um nie Zeit für das zu haben, was jetzt tatsächlich zu tun wäre.

Im Augenblick zu bleiben und tatsächlich notwendige Dinge zu tun, ist sicher anstrengend, doch bringt es auch Erfolgserlebnisse und das gute Gefühl, etwas erledigt zu haben. Und wenn der eigene Unwille jetzt sagt: *Das klingt alles leichter gesagt als getan*, muss man hinzufügen: *Wer sagt, dass es leicht sein muss*?

# Klienten erzählen

Ich habe lange überlegt, ob ich auch über Klienten und deren Geschichten berichten und ob ich diese auch selbst zu Wort kommen lassen soll. Da es mir ans Herz gelegt wurde, habe ich mich dafür entschieden. Die nächste Entscheidung, die es zu treffen galt, war: Wen und welche Themen wähle ich aus? Nun, ich habe nicht die ganz schweren Geschichten genommen, denn die sollen anonym bleiben, damit die Menschen, die hinter diesen Geschichten stehen, sich voll und ganz auf ihre Heilung konzentrieren können.

Dennoch finde ich es gut, konkrete Geschichten aufzuzeigen, weil man dadurch sieht, wie vielfältig die Dinge und Probleme sind, deretwegen Hilfe bei uns gesucht wird.

## • *Roswitha – ein neues Leben!* •

Eines Tages kam Roswitha in Begleitung eines Freundes in meine Praxis. Der Freund hatte sie dazu überredet, was mir eigentlich nicht so passte. Ich mag nicht, wenn jemand nicht von selbst kommen möchte. Sie war unsicher und vielleicht auch etwas skeptisch.

Roswitha hatte Schmerzen am ganzen Körper, so wie bei Rheuma oder Ähnlichem. Sehr gesprächig war sie nicht. Wie üblich begann ich mit dem Bettplatz, er war absolut nicht in Ordnung. Das habe ich wie immer mit der Einhandrute gemessen. Der nächste Punkt, den ich fand, war eine massive Schwermetallbelastung. Sie war sichtlich geschockt. 70 Prozent aller Menschen haben keinerlei Problem mit Schwermetallen. Doch jene 30 Prozent, die das Problem haben, leiden an unterschiedlichsten Beschwerden. So war es auch bei Roswitha. Sie sollte erstens ihr Bett umstellen und einen Zahnarzt aufsuchen, um ihre Quecksilberplomben entfernen zu lassen. Überraschenderweise konnte sie das sehr gut nachvollziehen und versprach, sich sofort um diese Dinge zu kümmern. Dazu machte sie eine Ausleitung. Eine Schwermetallausleitung kann mit Naturessenzen wie Algen, Bärlauch und anderen natürlichen pflanzlichen Mittel durchgeführt werden.

Schon nach kurzer Zeit waren deutliche Erfolge sichtbar. Mit dem Erfolg meiner Tipps konnte ich ihr Vertrauen gewinnen. Sie taute immer mehr auf. Jetzt musste man schauen, dass sie sich mehr um sich selbst kümmerte, ihren Körper und Geist mit Streicheleinheiten verwöhnte. Dazu las sie mein Buch *Frau, stell dich auf die Füße* und merkte: Aber hallo, ich habe in meinem Leben total auf mich selbst vergessen. Ich kenne mich ja überhaupt nicht.

Ich freute mich wirklich, dass sie die Behandlungen so gut annahm, und vor allem, dass sie dann die Zügel selbst in die Hand nahm und wirklich ihr Leben umkrempelte. Ich glaube, Roswitha war zwei oder drei Mal bei mir, alles andere hat sie selbst geschafft.

Ich werde von Klienten oft gefragt: „Ja, wie oft muss ich denn zu dir kommen?“ Meistens nur ein Mal, höchsten ein zweites Mal, wenn es um Ausleitung geht oder um traumatische Erfahrungen, die behandelt werden müssen. Sonst bin ich der Meinung, dass wir hier in der Praxis die Starthilfe geben, aber fahren muss jeder selbst. Roswitha meisterte das vorzüglich. Gratulation!

### Lassen wir Roswitha selbst zu Wort kommen. Sie schreibt:

„Als mein bester Freund mir sagte, wo er mich hinbringen möchte, war ich anfangs nicht so erfreut, aber dann googelte ich über Frau Haischberger. Da habe ich gelesen, dass sie selbst auch einmal schwer krank war und das alles gemeistert hat. Das hat mich neugierig gemacht. Als wir ankamen, war ich sehr nervös, was da jetzt wohl auf mich zukommen wird. Sie hatte diese Einhandrute, die dann ist ins Spiel kam.

Und was sie nicht alles entdeckte bei mir! Ich war fasziniert, sie sagte mir Sachen, die sie nicht wissen konnte, und dann dachte ich mir, sie hat ja so recht und begann all ihre Ratschläge anzunehmen und alles zu tun, was sie mir geraten hat.

Es war das Beste, was mir passieren konnte, denn ich habe echt alles auf den Kopf gestellt und alles wurde besser. Ich habe auch gelernt, mit der Einhandrute zu arbeiten und mich über Heilzeichen eingelesen, mit denen in der Praxis auch gearbeitet wird.

Edeltraud ist mein großes Vorbild. Wenn ich heute ab und zu mal einen Tipp brauche, bin ich immer dankbar, dass sie mir einen gibt."

## • *Anton und die Bauchspeicheldrüse* •

Herrn Anton habe ich beim Seminar *Die Notfallapotheke* kennengelernt. Er kam auf Betreiben seiner Frau zu uns. Zuerst verhielt er sich vorsichtig und abwartend und buchte nur den ersten Tag des Seminars. Das ist ein typisches Verhalten von Menschen, die Probleme mit der Bauchspeicheldrüse haben. Im Laufe des Tages hat er seine Meinung geändert, er fühlte sich gut und so buchte er auch den zweiten Tag des Seminars mit dem Thema *Meridiane und Heilzonen*.

Im Laufe des Kurses erzählte er dann öffentlich, dass seine Bauchspeicheldrüsenwerte seinem Arzt gar nicht gefallen. Seine Mutter hätte das Problem auch schon gehabt. Er wollte sich im Gegensatz zu ihr aber nicht operieren lassen, weil das bei seiner Mutter nicht gut ausgegangen ist.

Leider stiegen nach dem Seminar seine Bauchspeicheldrüsenwerte weiter und eine Operation schien unausweichlich. Es war eine sehr große Operation, die von den Klinikärzten vorgeschlagen wurde. Anton war unsicher, was er tun sollte. Er kam dann in die Praxis und wir haben mit der Einhandrute genau getestet und ich habe ihm Hausaufgaben mitgegeben. Er sollte meditieren, sich schöne Bilder zurechtlegen, freudvolle Sachen machen und seine Naturmittel selbst austesten. Das hatte er im Kurs gelernt. Herr Anton bekam zudem Unterstützung von einem Arzt, der ganzheitlich arbeitet und ihm geraten hatte, mit der Operation noch zu warten.

Ehrlich, meine Kollegin Gabi und ich hatten ein bisschen Bauchweh, weil Herr Anton schon 70 Jahr alt war und sehr verschreckt schaute. Lange Zeit war er sich nicht sicher, ob der Weg, den er gewählt hatte, passen würde. Aber dann entschied er sich, ihn zu gehen. Er ließ sich also nicht operieren und arbeitete stattdessen nach unserer Anleitung stark an sich und ließ sich ganzheitlich von seinem Arzt behandeln.

Er besuchte uns noch zwei Mal in der Praxis und man sah ihn von Mal zu Mal so richtig aufblühen. Ein neuer Anton kam zum Vorschein. Immer wieder betonte er, wie gut es im gehe.

Das erste Seminar, an dem Herr Anton teilgenommen hatte, war im Februar gewesen. Im Oktober kam er mit seiner Frau dann wieder zu einem Seminar und berichtete freudestrahlend, dass die Werte nahe dem Normalbereich waren. Sein Hausarzt hatte am vorherigen Abend angerufen und die Verbesserung kaum fassen können.

Anton hat sich selbst geheilt. Er hörte wirklich täglich Meditationen, er sprach Affirmationen und er war täglich in der frischen Luft. In seiner Frau Anna hatte er eine Frau an seiner Seite, die wirklich alles mitgetragen hat, und man sah einfach, sie lieben sich wirklich. Meine herzliche Gratulation!

#### Lassen wir Anton zu Wort kommen:

„Beim ersten Kennenlernen habe ich mich im Kurs sehr wohlgefühlt und hatte gleich volles Vertrauen zu Edeltraud und ihrem Team. Ich bin nach dem Kurs und nochmaligem Besuch beim Hausarzt zum Entschluss gekommen, dass es Möglichkeiten geben muss, um die Operation zu vermeiden. Der Kurs hat zu meinem Selbstvertrauen und zur Selbstheilung sowie zum Kennenlernen meines Körpers und meiner Seele sehr viel beigetragen. Mein Hausarzt war nicht glücklich mit meiner Entscheidung, aber ich habe die Operation abgesagt. Mein Entschluss stand fest. Der Kurs hat mich bestärkt, das Richtige zu tun. Und nach dem ersten Besuch bei Edeltraud war ich überzeugt, dass ich das Richtige machte. Heute, circa ein Jahr später, fühle ich mich durch die Selbstheilung und Meditation und viel Bewegung total fit und wohl.

Danke, danke, danke, liebe Edeltraud“

### • *Anna und der Knoten in der Brust* •

Anna lernte ich bei einem Seminar mit Horst Krohne kennen. Wir waren uns gleich sympathisch. Sie war sehr erstaunt, als ich sie beim zweiten Seminar gleich mit ihrem Namen begrüßte. Es waren ja immer über 40 Leute im Seminar und ich wusste dennoch ihren Namen – davon spricht sie heute noch. Obwohl sie in Deutschland wohnt, verloren wir den Kontakt nie.

Eines Tages rief sie mich ziemlich verzweifelt an: „Ich habe Brustkrebs, könntest du mir alternativ zur Schulmedizin helfen?“ Ich baute sie mit Gesprächen auf, leider nur am Telefon, sie wohnt in Deutschland.

Anna kam dann auch noch zu einem Heilkreis nach Bad Goisern, wo wir sie behandelten. Für sie war jedoch unser E-Mail-Austausch am wichtigsten. Ich habe sie immer wieder mit motivierenden Mails versorgt. Heute ist sie Dank der Mischung aus Schulmedizin und zusätzlichen Methoden wie guten Gesprächen, Motivation via Mails, Yoga, Sport und guten pflanzlichen Mitteln vollkommen gesund.

Anna erzählt, wie sie diese Zeit mit heutigen Augen sieht:

„Nachdem ich den Knoten in meiner Brust nicht länger ignorieren konnte, fuhr ich mit meinem Mann in die Klinik zur Mammographie, Ultraschall und Biopsie. Alles wurde in einem Aufwasch gemacht. Dort wurde zur Gewissheit, was ich längst befürchtet hatte: Ich hatte Brustkrebs. Ich war am Boden zerstört, Todesängste beherrschten meine Gedanken.

„Du stehst mit dem Rücken zur Wand und musst den Kampf aufnehmen“, waren die Worte meines Mannes. Doch ich wusste in diesem Moment nicht, wie meine Kraft für einen Kampf ausreichen sollte. So übernahm mein Mann die Recherche, googelte all die Fremdwörter im Zusammenhang mit Blutuntersuchungen, Therapiemöglichkeiten usw. und erklärte mir die wichtigen Punkte. So musste ich mich nicht der gesamten Informationsflut aussetzen.

Als ich meine Lage einigermaßen realisiert hatte, bat ich meine Freundin und Heilerin Edeltraud um ihren Rat. Als Erstes betonte sie, wie wichtig es sei, die Gedanken in eine positive Richtung zu lenken, das heißt, keine Krankenberichte aus dem Internet oder auch aus Büchern zu lesen. In der darauffolgenden Zeit hatte ich jeden Tag eine Mail von Edeltraud in meinem Postfach – herzerwärmend, einfühlsam, aufbauend. Es ist kaum in Worte zu fassen, wie wichtig diese Mails für mich waren.

Ich durchlief das volle schulmedizinische Programm: Chemo, Operation, Bestrahlung. Nebenwirkungen: Haarausfall, Ablösung der Fingernägel, Schmerzen. Ich fürchtete mich sehr davor, meine Haare zu verlieren. Als ich dann vom Friseur heimkam und glatzköpfig in den Spiegel schaute, erinnerte mich mein Spiegelbild an einen buddhistischen Mönch. Statt meinen kahlen Kopf mit einer Perücke zu verstecken, setzte ich ein dünnes Mützerl auf. Sobald meine OP-Narbe verheilt war, spielte ich wieder Tennis und machte Yoga.

Mir ist bewusst, dass ich diese Krankheit so gut überstanden habe, weil ich Menschen zur Seite hatte, die mich unterstützten, mir die Angst nahmen und mit mir diesen Weg gingen. Das war meine Familie, ein paar Freunde und vor allem meine Freundin Edeltraud. Als ich ihre E-Mails zählte, waren es über hundert. Ergänzend zur schulmedizinischen Behandlung trugen diese liebevollen Mails und Telefongespräche einen entscheidenden Teil zu meiner Genesung bei. Dafür werde ich ihr für immer dankbar sein."

## • *Andreas, seine Kopfschmerzen und Stimmungsschwankungen* •

Andreas, ein gestandener junger Bauer, kam in die Praxis, weil ihn ständige Kopfschmerzen plagten und Stimmungsschwankungen das Leben schwermachten. Nach den Messungen mit der Einhandrute sah ich, dass seine Schilddrüse eine sehr schwache Energie hatte. Meine Kollegin Gabi und ich leiteten mehrere Maßnahmen ein. So gab ich ihm natürliche Mittel, die rein aus Kräutern bestanden, und wir bauten seine Energiezentren auf und verbanden alle Energiezentren mit den Meridianen. Dazu führten wir ein Gespräch, was bei Männern ja meist eine relativ kurze Angelegenheit ist. Andreas ging dann gestärkt nach Hause.

Wie in diesem Buch schon ausgeführt, will uns die Schilddrüse sagen: „Schaue mehr auf dich, lebe deine Autorität, sage, was Sache ist!" Menschen mit schwacher Schilddrüse haben das Gefühl, sie würden nie an die Reihe kommen, weil sie ihre Autorität nicht leben. Und weil sie unbedingt alles richtig machen möchten.

Doch der Erfolg war nicht dauerhaft, Andreas Stimmungsschwankungen kamen wieder. Ich wusste, hier musste ein Hormonfachmann her, aber einer, der alternativ und ganzheitlich arbeitet. Dr. Wolfgang Plakolm aus Linz schien mir der Richtige zu sein. Er arbeitet ausschließlich mit natürlichen Hormonen. Ich schickte Andreas zu diesem Arzt und es zeigte sich, dass es wirklich die Hormone waren, die ihn so unstabil machten. Dr. Plakolm leistete ganze Arbeit.

**Fazit:** Auch Männer sollten öfter ihre Hormone kontrollieren lassen. Zudem erwies sich meine Gewohnheit, Klienten an Spezialisten weiterzuleiten, wenn es spezielle Probleme gibt, wieder einmal als richtig. Man kann nicht alles selbst machen, und das ist auch nicht der Sinn der Sache. Andreas kommt ein bis zwei Mal im Jahr zu mir in die Praxis, zum *Durchschauen*, wie er es nennt.

Andreas selber schreibt:

„Liebe Edeltraud, liebe Gabi, danke!
Ihr habt mich aus einem tiefen Loch geholt, durch den Tipp eines Bekannten bin ich zu euch gekommen und heute geht es mir besser denn je. Laut Blutuntersuchung beim Hausarzt waren damals alle Werte im grünen Bereich, doch bei deiner Messung stellten wir gleich fest, dass nicht alles in Ordnung war. Woraufhin du mich zu Herrn Dr. Plakolm geschickt hast, er erklärte mir, dass der Hormonhaushalt viel komplexer ist und je nach Alter und Geschlecht bestimmte Werte aufweisen soll. Durch gezielte Anwendung von naturidenten Hormonen wurde das Gleichgewicht wiederhergestellt.

Jetzt bin ich wieder voller Energie und Lebensfreude, die Arbeit fällt mir wieder leicht und ich habe gelernt, mir auch Auszeiten zu nehmen. Beim Sport kann ich richtig abschalten und auch bei einem Saunagang oder beim morgendlichen Schwimmen im See kann ich zur Ruhe kommen, Kraft und Energie tanken.

Ich habe auch gelernt, besser auf meinen Körper zu hören, bei den ersten Anzeichen von Überlastung darauf zu reagieren und nur mit Kleinigkeiten gegenzusteuern, um wieder ins Gleichgewicht zu kommen. Ich komme immer wieder gerne zu euch, quasi zum *Jahresservice*."

## • *Dorothea und ihre Herzrhythmusstörungen* •

Dorothea lernte ich über Facebook kennen. Wir schrieben ein bisschen hin und her, sie wohnt ziemlich weit weg von mir und ein Besuch bei mir war ihr vorerst zu weit. So sprachen wir schon einmal am Telefon. Sie klagte über Herzrhythmusstörungen und es stand eine Ablation, ein chirurgischer Eingriff am Herz im Raum. Das machte sie ziemlich ängstlich und sie war verunsichert. Ich vermutete, dass es mit ihrer Schilddrüse nicht zum Besten stand, was sie mir dann auch bestätigte.

Der Hintergrund der Schilddrüse heißt ja: Wann komme endlich ich an die Reihe? Und: Mein Anspruch an mich ist viel zu hoch. Ich fühle mich für alles verantwortlich und möchte auf alle Fälle alles richtig machen.

Das bestätigte Dorothea sofort. Ich habe ihr zu einem natürlichen Mittel für die Schilddrüse geraten und sehr viel mit ihr gesprochen, um alte Muster zu erkennen und zu erlösen. Inzwischen ist der Termin zur Ablation abgesagt und die Rhythmusstörungen sind sehr selten geworden. Und falls sie einmal auftreten, dann weiß sie inzwischen, warum das wieder passiert. Inzwischen war Dorothea im Seminar, hat selbst testen gelernt und versteht sich selbst viel besser.

### Hier erzählt Dorothea selbst:

„Eines gleich vorweg: Es war die schlimmste Zeit meines Lebens. Ich hatte eigentlich durchgehend Herzrasen, das mir unheimlich viel Unruhe und Angst machte, bis ich Edeltraud kennenlernte. Anfangs hatte ich nur telefonisch Kontakt und da konnte sie mir schon ein wenig die Angst nehmen. Mein erster Termin bei Edeltraud bleibt mir ewig in Erinnerung. Es war eine Lebenskalenderbehandlung (Anmerkung: Siehe Seite 69), die sie bei mir machte, und ich glaubte während der Behandlung den Notarzt zu brauchen. Mein Herz hat auf Kommando angefangen zu rasen. Aber als die Behandlung aus war, war das Herzrasen um ein Vielfaches besser. Ich nenne es wieder Lebensqualität. Ich bin immer noch mit Edeltraud in Verbindung und für mich ist sie einfach ein Goldschatz. Danke, danke, danke."

## • *Anita und das Negativdenken* •

Besonders schön empfinde ich die Geschichte von Anita. Sie war in einem Seminar bei mir, gemeinsam mit ihrer Tochter. Ich hatte das Gefühl, Anita war nur deshalb im Seminar, weil sie von der Tochter eingeladen war. Sie verhielt sich sehr unauffällig, außerdem war sie stark verkühlt. Während des Seminars bemerkte ich, dass sie ein bisschen auftaute. Und, oh Wunder, sie kam am nächsten Tag wieder. Also bestand nun doch Interesse. Gesprochen haben wir beide aber nicht viel, es waren sehr viele Teilnehmerinnen im Kurs.

Nach dem Seminar setzte es für mich eine Überraschung. Immer, wenn auf Facebook die Rede von den Seminaren war, kam ein Post von Anita, wie sehr sie die Seminare bei mir positiv verändert hätten. Sie dachte auf einmal nicht mehr so negativ. Es ging ihr gedanklich viel, viel besser.

Mich hat es natürlich sehr gefreut, dass ihr die Seminare geholfen haben. Wir freundeten uns an und machten im Sommer eine Radtour zusammen. Auch dabei hat sie betont, dass ihre Gedanken nun ganz anders sind und dass sie die Welt jetzt anders sieht und das Leben viel mehr genießen kann. Mich freut es sehr, dass sie das geschafft hat.

Hier ein paar von Anita verfasste Worte:

„Ja, liebe Edeltraud, irgendwie war ich mir damals nicht sicher, was *mir* dieses Seminar bringen soll. Ich saß da und hatte den Eindruck, alle kennen sich aus, nur *ich* nicht. Verunsicherung machte sich breit aus Angst vor dem ungewissen Neuen. Ich fürchtete, dass ich das alles nicht begreifen würde, und traute mir das nicht zu.

Anfangs hatte mich deine für mich etwas resche Art irritiert und in meinen Gedanken bestärkt, dass das wohl doch nichts für mich sein wird. Doch irgendwie hast du es mit deiner beeindruckenden und einfachen Art geschafft, bei mir den Schalter umzulegen. Deine anschaulichen Beispiele zeigten mir, wie Organe auf unsere negativen Gedanken reagieren, was sie in uns auslösen, wie sie uns krankmachen und dass *ich* es selbst beeinflussen kann, wie gut oder wie schlecht es mir geht. *Ich* hatte für mich begriffen, dass ich es endlich angehen muss und mein negatives Gedankenmuster erlösen muss.

Es ist nicht immer leicht, ein positives Gedankenfeld zu schaffen und zu halten, aber ich habe das Handwerkzeug durch die Seminare bei dir, liebe Edeltraud, mitbekommen. Durch viele kleinere und größere Erfolge für *mich* weiß ich, dass ich auf dem richtigen Weg bin. Einen großen Dank an meine Tochter, die mich damals in das erste Seminar „geschleppt" hat. Ein großes Danke auch an dich, liebe Edeltraud, du hast mit deinen Vorträgen und Seminaren bewirkt, dass ich mich, trotz meines nicht mehr ganz so jungen Alters noch auf die Reise zu meinen inneren Heilkräften von Körper, Geist und Seele gemacht habe. Es ist nie zu spät, man muss nur beginnen.

In tiefer Verbundenheit und Dankbarkeit

*Anita*"

## • *Ilse und die Sorgen* •

Ilse kannte ich als Verkäuferin eines Mode-Geschäfts. Oft haben wir ein paar Worte gewechselt. Eines Tages fiel mir auf, dass sie irgendwie traurig wirkte. Sie erzählte mir, dass es in ihrer Familie einen Schicksalsschlag gegeben hatte. Damals organisierte ich meine ersten Reiki-Kurse mit Peter und Ursula Schocher. Ich habe Ilse eingeladen, denn sie konnte neue Energie sicherlich gut gebrauchen. Und so war es auch.

Ilse sieht die Welt manchmal einfach zu schwarz und sie kommt sehr schwer aus dieser Sicht heraus. Warum das so ist, weiß sie selbst nicht. Sie bezeichnet sich selbst als Sorgendenkerin und manchmal braucht sie Hilfe, um die Welt wieder anders zu sehen. An und für sich ist sie eine sehr lustige Frau und Mutter, aber über ihre Kinder denkt sie viel zu viel nach.

Wir haben nach wie vor losen Kontakt und sie sagt: „Deine Radiosendungen brauche ich immer wieder, sie bauen mich voll auf!" Ilse ist kein schwerer *Fall*, aber genau damit will ich zeigen, dass jeder Mensch hin und wieder jemanden braucht, der einfach sagt: *Schau, komm raus, das Leben ist schön und nur du kannst es dir schön machen. Keiner tut es für dich, du bist es, der denkt, und du kannst deine Gedanken beeinflussen!* Schon die Hawaiianer haben gesagt: *Wenn es dir nicht gefällt, was du denkst, dann denke etwas anderes!* Und viele Menschen, nicht nur Ilse, brauchen hin und wieder diesen Anstoß!

Ilse hat mir diese Zeilen geschrieben:

„Liebe Edeltraud!
Ich bin ein totaler Kopfmensch und somit war es für mich sehr schwer, deine Theorie zu verstehen. Wenn etwas Tragisches passiert ist, dann war es eben tragisch. Aber dass das einen Grund hatte, warum es passiert war, musste ich erst lernen zu erkennen. Die Kurse und Sitzungen bei dir haben mir dabei geholfen, dass ich jetzt eine andere Sichtweise vom Leben habe und für mich alles leichter geworden ist. Ab und zu treten die alten Muster wieder auf, dann nehme ich meinen MP3-Player und höre deine Sendungen. Das hilft mir immer wieder, meine negativen Gedanken ins Positive zu rücken. Also meine Erkenntnis daraus ist: Deine Gedanken bestimmen dein Leben.

Ich würde sagen, wenn du nicht weiterweißt, dann frag Edeltraud. Ich bin dir sehr dankbar, dass du mich vor 27 Jahren in dein Boot geholt hast. Mit deiner Hilfe und mit meinem gesunden Humor werde ich mein Leben immer wieder ins Lot bringen.

*Liebe Grüße Ilse"*

## • *Karin – Multiple Sklerose* •

Karin war sehr skeptisch, als ihre Mutter von mir erzählte. Und ihr Mann noch viel mehr. Doch sie *wagte* es und besuchte mich – ein paar Jahre ist das mittlerweile her. Damals wusste ich schon, dass Multiple Sklerose (MS) häufig mit Schwermetall-Belastungen einhergeht (laut Studien ist das auch bei Alzheimer, Demenz und Parkinson der Fall). Jedenfalls war es bei Karin tatsächlich der Fall.

Ich bin keine *Ausleiterin* von Schwermetallen, deshalb schickte ich sie nach Salzburg zu Dr. Klaus Klausgraber. Er ist ein absoluter Fachmann (jetzt leider in Pension), der alles austestete und die Dosis der Ausleitungs-Naturtropfen ganz genau ermittelte. Karin überstand das alles gut. Sie hat seit über 30 Jahren MS, kann sich aber Gott sei Dank noch immer selbst bewegen.

Karin kam ganz regelmäßig fast jede Woche zu einem Kurzbesuch, wo wir immer die Chakren aufbauten. Das tat ihr sichtlich gut. Nebenbei redeten wir viel über die Themen Lernen und Bewusstseinserweiterung. Außerdem war sie eine Großmeisterin im Sich-Sorgen-Machen, hier haben wir ziemlich gut mit ihr arbeiten können. Jedenfalls hatte sie zum Erstaunen vieler schon seit sieben Jahre keinen Krankheitsschub mehr, die MS hat sich nicht mehr verschlechtert.

### Karin erzählt selbst weiter:

„Nach meiner MS-Diagnose meinten es viele Leute gut mit mir, jeder wusste eine Adresse, wo mir geholfen werden könnte. Da mein Leben zu dieser Zeit keine Farben hatte, nahm ich die Ratschläge dankend an. Den entscheidenden Tipp bekam ich von meiner Mutter. Sie fuhr mit mir zu Edeltraud.

Edeltraud berührte mich, ich spürte, wie eine wohlige Wärme durch meinen Körper strömte. Das Vertrauen war sofort da. Sie behandelte mich einmal wöchentlich, oft konnte ich danach wieder besser gehen, der Allgemeinzustand hat sich drastisch verbessert. Meine Psyche erlebte jedes Mal einen „Höhenflug".

Ich fühle mich sehr wohl in der Praxis bei Edeltraud und Gabi!"

# Dankeswort

## • Sayed Kadir •

Als Erstes möchte ich Sayed Kadir nennen. Er lebt in Weyer, wurde geboren in Afghanistan und stammt aus einer großen Heilerfamilie. Er hat mich nach meiner schweren Erkrankung mit seinen Behandlungen und seiner großen Hilfsbereitschaft aufgefangen und sehr gut behandelt. Aber nicht nur mich, sondern viele andere auch.

Lieber Sayed, ich kann dir nicht genug danken! Du warst mein erster Kontakt in der sogenannten *Heilerszene*!

Ein signifikantes Beispiel für sein heilerisches Gespür und Können: Eine junge Mutter kam in die Praxis mit einem neun Monate alten Buben, der ständig hustete, seit er drei Monate alt war. Sie hatten schon eine Odyssee durch viele ärztliche Praxen hinter sich und nun waren sie bei mir gelandet. Ich maß mit der Einhandrute das Kind, es war weder bei der Lunge noch bei den Bronchien etwas zu sehen. Darum bat ich Sayed Kadir um Hilfe. Ich rief ihn an und erklärte ihm die Lage. Er sagte am Telefon: „Halte eine Hand auf das Kind, oben und unten." Dann schaute er *durch mich* auf das Kind (er ist hellsichtig). „Bei diesem kleinen Kind steckt der dritte Brustwirbel und blockiert die Luftröhre, darum hustet es", sagte er. Ich war wie immer hin und weg über seine Fähigkeiten. „Und was mach ich jetzt?", wollte ich wissen. „Nimm das Kind bei den Füßen und schwenke es ganz leicht hin und her, ich bin bei dir!"

Getan, gemacht und – das Husten war vorbei. Sämtliche Ärzte und Röntgen hatten das Problem nicht erkannt. Ein paar Wochen später stand die Mutter mit dem Kind am Arm vor meiner Haustür. „Hustet er wieder?" „Nein," sagte sie, „Ich möchte wissen, wo dieser Herr ist, ich muss ihm tausend Dank sagen!"

Das war eines der schönsten Erlebnisse in meiner Praxis. Und es zeigt, man kann nicht alles alleine schaffen und es bedeutet Größe, Hilfe zu holen. Noch nie hat jemand kritisch geschaut, wenn ich jemanden angerufen oder ihn weitergeleitet habe.

Danke Sayed, für die vielen Jahre unserer Freundschaft.

## • *Horst Krohne* •

Der nächste große Meister in meinem Leben war und ist Horst Krohne. Ihn lernte ich auf einem Seminarurlaub in Lanzarote kennen. Er war und ist ein richtiges Geschenk des Universums an mich. Wir kennen uns seit Jänner 1994 und erlebten unzählige Seminare zusammen. Nach dem ersten 5-Tage-Seminar dachte ich: Jetzt weiß ich alles. Es war eine gefüllte Werkzeugkiste, die uns Horst Krohne anbot. Ich war so begeistert, dass ich ihn gleich einlud, bei uns, damals noch in Weyer, Seminare zu halten. Zögerlich willigte er ein, war aber dann mehr als überrascht, als beim ersten Vortrag in Weyer über 200 Besucher anwesend waren. Zwölf Jahre lang haben wir in der Folge Seminare zusammen veranstaltet und ich war immer die ganzen fünf Tage anwesend und lernte immer weiter dazu. Dazu behandelte Horst Krohne vor und nach dem Seminar in vielen, vielen Einzelterminen und ich durfte als „Lehrling" immer dabei sein und hatte eine Sonderschulung. Er war sicher mein größter Lehrer, vom Wissen her. Inzwischen ist er 87 Jahre und lehrt immer noch mit großer Freude und voller Elan.

Danke Horst, für alles und für dein großartiges Wissen und dass du es so großzügig mit uns teilst.

## • *Mag. Pharm. Katharina Schindler* •

Katharina war Apothekerin in Weyer, ich kenne sie schon über 20 Jahre. Ich rechnete ihr hoch an, dass sie mich in den 90-ern, als ich mit dieser Arbeit anfing, nicht auslachte, sondern mich anerkannte. Sie war ziemlich die Einzige, die das damals tat.

Katharina hat schon immer den Menschen als ganzes Wesen gesehen und immer Körper, Geist und Seele verknüpft. So hat sie schon damals in ihrer Apotheke in Weyer Spagyrische Tropfen und viel Homöopathie empfohlen. (Höre dazu: Spagyrik, eine heilkundige Apothekerin erzählt: *https://cba.fro.at/461322*).

Sie war echt eine Vorreiterin auf diesem Gebiet. Feinfühlig und so wissend. Ich kann sie jederzeit anrufen oder ihr jemanden weiterreichen, wenn es nötig ist. Bei jedem Besuch und Telefonat lerne ich von ihr.

Danke, Katharina, so schön, dass es dich gibt!

## • *Mag. Pharm. Heike Klocker* •

Heike lernte ich bei einem Kurs kennen. Sie sagte einmal: „Nach dem Studium wusste ich, dass ich noch gar nichts kann. Dann habe ich die Naturheilkunde gelernt und das war es!" Ich freute mich sehr, dass ich nach diesem Kennenlernseminar ihre Mitarbeiter mit der Einhandrute vertraut machen durfte. Sie hat alle ihre Mitarbeiter dazu eingeladen. Sehr großzügig von ihr! In ihrer Apotheke *https://www.mariahilf.co.at/* in Trofaiach können sich die Menschen mit der Einhandrute im Bereich der Naturheilkunde testen lassen.

Von Heike lernte ich ganz viel in Pflanzenheilkunde. Immer wenn ich nicht weiterwusste, half sie mit ihrem Wissen aus. Da gibt es auch eine wunderschöne Geschichte: Ein kleines Mädchen hatte unnatürlich rote Wangen, fast violett. Ich maß bei ihr zwar Schwermetalle, aber das Mäderl war noch so klein, und irgendwie wusste ich nicht weiter. Ich rief Heike an und sie sagte zu der Geschichte: „Gib ihr Berberitzen-Tropfen, das weitet die Äderchen und das fließt ab!" Das habe ich gemacht und eine Woche später hatten die Wangen wieder die übliche Farbe.

Früher dachte ich, dass man durch die Kraft der Gedanken so gut wie alles erreichen kann. In dieser Richtung lernte ich viel von Kurt Tepperwein. Bei mir funktionierte es ja. Ich wurde wirklich durch meine Gedankenkraft gesund. Mir wurde aber klar, dass nicht jeder so gedankenstark ist und dass man auch weitere Werkzeuge kennen sollte. Durch Heike lernte ich so ein Werkzeug kennen. Sie sagte: „Die Natur stellt uns Pflanzen zur Verfügung, als eine weitere Möglichkeit zur Gesundung, die sollten wir nicht außer Acht lassen." Und bei jeder Zusammenarbeit mit ihr lerne ich in dieser Richtung dazu.

Danke Heike, für deine Geduld und deine Hilfsbereitschaft!

## • Nina Mazlin •

Nina kam vor acht Jahren in mein Leben. Ich lernte sie in einem Seminar kennen und wusste sofort, ihr Wissen, ihre sanfte und heilsame Art ein Seminar zu machen, brauchen wir. Ihre Natürlichkeit und ihre Herzlichkeit in ihrer Vortragsweise tun der Seele so gut. Inzwischen wurden es viele Seminare und ihr Wissen um die Geistigen Heilweisen und ihre Übungen, unser Leben zu klären, hat viele Seminarteilnehmer begeistert und ihr Leben bereichert. Ein Seminar mit Nina ist herzerwärmend, innig und seelenstreichelnd.

Danke Nina, du bist ein echtes Geschenk des Universums. Danke, danke, danke.

## • Dr. med. August Zöbl •

August Zöbl ist ein Meister Symptome zu analysieren und in Gefühle umzuwandeln. Seine Seminare sind spritzig, voll Humor und doch sehr weise. Er war und ist sehr bereichernd, wie man hier im Buch auch an seinen Gastbeitrag sieht. Lieber August herzlichen Dank, dass du uns dein Wissen so großzügig zur Verfügung stellst, herzlichen Dank für deinen Gastbeitrag und deine leichte und lustige Art, die Dinge des Lebens zu sehen. Danke, danke, danke! *www.zoebl.com*

## • Angelika Teket •

Vielen Dank an meine Tochter Angelika Teket, die mich in die wunderbare Welt der ätherischen Öle entführt hat. Angelika hatte das Glück, im Jahr 2007 Gary Young, den Gründer von Young Living, in Wien kennenzulernen. Er war der Pionier in der Herstellung von 100 % reinen ätherischen Ölen, die nachhaltig angebaut, liebevoll kultiviert und schonend destilliert werden. Jedes Öl wird unzählige Male getestet, bevor es in den Verkauf kommt. Sein unglaubliches Wissen und seine unbändige Leidenschaft, das beste (nicht das meiste) Öl aus der Pflanze zu gewinnen, beeindrucken mich bis heute. Und deine Leidenschaft hat mich wirklich *entzündet* und die wohltuende Wirkung tut ihr Übriges. Danke, danke, danke!

## • *Gabi Retsch* •

Bei *meiner* Gabi darf ich die Praxis mieten und wir beide sind seit über zehn Jahren ein *Behandlungsgespann*. Liebe Gabi, unsere schönen, interessanten, gemeinsamen Zeiten in der Praxis möchte ich nicht missen, und auch nicht unsere wunderbaren Erfolge. Danke, dass du dir diese Zeit immer noch nimmst, du bist eine großartige Bereicherung. Herzlich *danke* auch für unsere schöne Freundschaft. Danke, danke, danke.

## • *Dr. Thomas Hartl* •

Thomas lernte ich vor fast 10 Jahren kennen, als er mich für seinen Bestseller „*Geheilt* Wie Menschen den Krebs besiegten!" interviewte. Seither haben wir Kontakt und jetzt hat es sich geradezu angeboten, dass er mich bei diesem Buch mit Rat und Tat betreut und auch bei der Entstehung des Textes hilft. Ich danke dir sehr herzlich für die supergute Zusammenarbeit. Du hast mir geholfen, das Buch so zu verfassen, dass es gut lesbar und leicht verständlich ist. Deine inhaltlichen Fragen haben mich ganz schön gefordert. Danke dir sehr!

## • *Das wunderbare Team „Freya Verlag"* •

Schon das erste Telefonat mit der Seniorchefin, Frau Sigrid Hirsch, war für mich eine wahre Freude, ein Gefühl des Angenommenwerdens. Danke herzlich dafür. Auch das Telefonat mit Herrn Wolfgang Ruzicka habe ich als sehr herzlich empfunden. Ich habe ein gutes Wohlgefühl und freue mich sehr, dass ich mein Buch bei Ihnen verlegen darf. Besonders freut mich, dass Frau Mag. Dorothea Forster, die schon mein erstes Buch *Frau, stell dich auf die Füße* lektoriert hat, hier wieder gewerkt hat. Herzlichen Dank und auf eine gute Zusammenarbeit. Ein herzliches *Danke* an alle.

## • Weitere Persönlichkeiten •

Es gab und gibt noch viele weitere Menschen, die mich diese Jahre begleitet und unterstützt haben, deren Wissen ich in all die Behandlungen einfließen lasse.

**Monica und Bruno Rigoni** lernte ich in der Schweiz bei den Seminaren von Kurt Tepperwein kennen. Sie haben in den 90er-Jahren bei mir in Weyer mit den ersten Seminaren über Mentaltraining und die Kraft der Gedanken die Menschen begeistert. Vielen Dank euch beiden.

**Peter und Ursula Schocher**, die damals in meinen Seminaren mit Reiki den Anfang machten und Hunderte Seminarteilnehmer in die Achtsamkeit führten. Danke, ihr seid noch oft in meinen Gedanken!

**Heliamus Raimund Stellmach**, seine wunderbaren Engelseminare und seine Lebensschule haben mich sehr geprägt. Er hat die Gabe, die Menschen in ihr Innerstes zu führen, sich und ihr Leben kennenzulernen. Danke, Heliamus.

**Elisabeth Arndt**, die uns die Medialität in gekonnter und sehr humorvoller Weise näherbrachte und viele Seminare in Grundlsee für uns hielt. Ihr Wissen und dazu ihr Witz und Humor haben ihre Seminare zu Highlights werden lassen. Danke, Elisabeth!

**Wolfgang Hartl**, den ich als Wirbelsäulenspezialisten schon sehr oft für Klienten brauchte und der auch wunderbare Seminare gestaltet. Sein Wissen ist umfassend und er kann es wirklich gut an andere weitergeben. Danke, Wolfgang!

**Birgit Scheutz und Monika Fuchs**, die geduldigen Helferinnen beim Seminar und in der Pflanzenkunde, mit den guten Essenzen. Danke, danke, danke.

Allen sei hier herzlich gedankt. Dieses Konglomerat an Wissen hat mein Leben sehr bereichert und dazu beigetragen, dass ich heute vielen Menschen helfen kann.

Jedes dieser Seminare war eine Hilfe zur Selbsthilfe. Ganz viele Menschen haben diese Hilfe angenommen und sind seither gesünder und sicherer in ihrer Persönlichkeit. Sie können ihr Wissen in vielen Tipps und Gedanken weitergeben.

## *Quellennachweis:*


› **Aromatherapie Grundlagen – Wirkprinzipen – Praxis**
von Dietrich Wabner und Christiane Beier, Verlag Urban & Fischer

› **Geheimnis Lebenskalender: Heilen mit dem Gedächtnis des Energiekörpers** von Horst Krohne, Ansata Verlag

› **Mental Healing – Das Geheimnis der Selbstheilung**
von Clemens Kuby, Kösel Verlag


## *Buchtipps:*

› **Frau, stell dich auf die Füße** von Edeltraud Haischberger, Ennsthaler Verlag

› **Sag JA zum NEIN** von Edeltraud Haischberger, Ennsthaler Verlag

› **DIE 12 PROGRAMME DES BEWUSSTSEINS**: Geistiges Heilen und der Sinn des Lebens von Horst Krohne, Amra Verlag

› **Organsprache-Therapie**: Neueste Methoden der Geistheilung in Verbindung mit Aura und Meridianen von Horst Krohne, Heyne Verlag

› **Geistheilung: Dialog mit der Seele** von Horst Krohne, Allegria Verlag

› **Ich möchte wissen, um zu helfen: Wie mediale Durchgaben die Heilung unterstützen** von Horst Krohne, Amra Verlag

- › **Neue Sicht des Geistigen Heilens: Zur Behandlung psychosomatischer Erkrankungen** von Horst Krohne, Amra Verlag
- › **Handbuch für heilende Hände: Das A–Z der Übertragung von Heilenergie** von Horst Krohne, Ansata Verlag
- › **Die Schule der Geistheilung** von Horst Krohne, Ansata Verlag
- › **Heilende Hände bei Allergie: Mit Geistheilung Allergien überwinden** von Horst Krohne, Allegra Verlag
- › **Geistheilung ist ansteckende Gesundheit**: Wie und warum Heilung durch Energie funktioniert, von Horst Krohne, Ansata Verlag
- › **Der Geist, der mich rief: Vom Wirken der göttlichen Heilkraft** von Horst Krohne, Ansata Verlag
- › **Geistheilung ist erlernbar**: Heilerausbildung bei Horst Krohne von Waltraud Urbanek, Ennsthaler Verlag
- › **Raus aus der Angst – rein ins Leben** von Thomas Hartl, Verlag Via Nova
- › **Lebe! Diagnose Krebs als Chance zur Veränderung** von Thomas Hartl, Verlag Überreiter
- › **Raus aus dem Schneckenhaus** von Hans Morschitzky – Thomas Hartl, Verlag Patmos
- › **Geheilt! Wie Menschen den Krebs besiegten** von Thomas Hartl – Reinhard Hofer, Verlag Goldmann
- › **Gesund ohne Medizin: Die Kubymethode – Anleitung zum Andersdenken** von Clemens Kuby, Kösel Verlag
- › **Unterwegs in die nächste Dimension**: Meine Reise zu Heilern und Schamanen von Clemens Kuby, Goldmann Verlag
- › **Sonnenseiten des Lebens**, Gisela Rieger *www.gisela.rieger.de*
- › **Glücksmomente fürs Herz**, Gisela Rieger *www.gisela-rieger.de*

## *Platz für Notizen*

**freya** BUCHTIPP

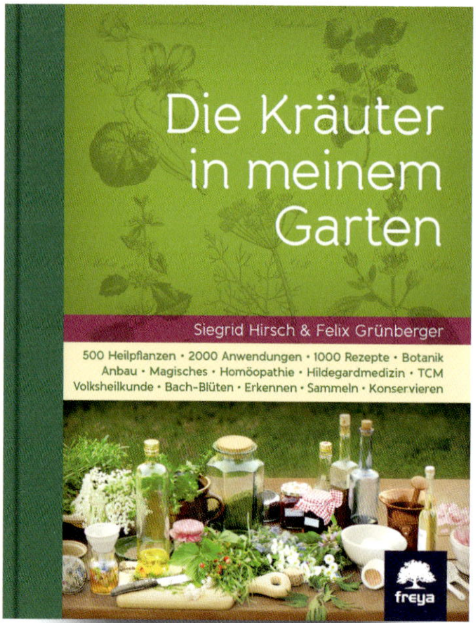


24. Auflage

# Das große Kräuterhausbuch

*Seit 1996 wird es immer wieder neu aufgelegt, mit den neuesten Informationen versehen, durch Trend-Pflanzen, Gewürze und Kräuter, die für die Gesundheit neu entdeckt werden, ergänzt und grafisch überarbeitet. Pflanzen von A–Z.*

Siegrid Hirsch, Felix Grünberger

## Die Kräuter in meinem Garten

Übersichtlich alle Informationen mit über 800 Farbfotos, Anbauanleitungen, Blüte- und Sammelzeit, Trocknung, Anwendung als Heilmittel, Rezepte mit Zubereitung für Tees, Tinkturen, Weine, Liköre, Schnäpse, Essig, Säfte, Salben und Bäder. Zugeordnete Edelsteinenergien, TCM, Kräutermagie, Planetenzuordnung, Mondeinfluss, Homöopathie, Bachblüten, Schüßler Salze und viele Tabellen zur Mittelfindung, Symptome-Verzeichnis, Sachregister.

Der Benützer findet jetzt auch alles über Goji, Aronia und Co., die Superbeeren, aber auch über alle anderen Heilpflanzen, egal ob sie aus Garten und freier Natur stammen oder über die Apotheke bezogen werden.

ISBN: 978-3-902134-79-0

**Siegrid Hirsch,**
nach einer Ausbildung zur Hochbau-Technikerin langjährige ORF-Redakteurin, beschäftigt sich von Jugend an mit Heilpflanzen. Sie absolvierte in Ignaz Schlifnis Kräuterschule die Heilpflanzen- und Botaniker-Ausbildung. Sie ist Vorstandsmitglied im ältesten und größten Kräuterverein Österreichs und führt die Redaktion der Zeitschrift Gesundheitsbote. Seit 1996 arbeitet sie auch als Autorin.